歯科衛生士のための
保存科アシストハンドブック

鶴見大学名誉教授　　　　渡辺孝章
鶴見大学短期大学部教授　小林一行
鶴見大学歯学部准教授　　長野孝俊
鶴見大学歯学部准教授　　山崎泰志
鶴見大学歯学部教授　　　山本雄嗣

学建書院

はじめに

　1988年，日本歯科医師会と厚生労働省は「8020運動」を展開し，国民に対して「歯」の機能の重要性を認識させ，一生涯にわたって自分の歯で噛む大切さを提唱しました．

　罹患した歯を極力抜去せずに再度機能を取り戻すための歯科保存療法は，保存修復，歯内治療そして歯周治療の3つ分野に分けられています．

　歯科医療の現場では新しい薬剤，材料，器材，そしてエビデンスにもとづく治療法が次々と開発されています．これらの最新の技術を持って歯科医師と歯科衛生士は協働で治療に当たります．その際，歯科衛生士が診療の手順に沿って素早く対応することによって，より安全で有効な治療を効率良く行うことができます．

　本書は，できるだけ最新の材料，器材を使用し，歯科保存療法のなかでも特に頻度の高い治療内容について，現役の歯科衛生士の方々からの意見を参考に，診療補助と介助に必要な手技をまとめました．執筆は，それぞれの臨床分野のエキスパートである先生方に担当いただきました．

　歯科臨床の場に出る前に，写真とコメントをよく見て現場をイメージしていただきたいと思います．実際の場面で確認し，教わったこと，自分なりに気づいた点，注意点を余白にどんどん記載してください．そして，自分専用の「How to 本」として活用いただきたいと思います．

　本書が，歯科衛生士に必要な知識と技術の修得に少しでも役立つことを願っています．

　最後に，本書の作成にご尽力いただいた学建書院の大崎真弓女史はじめ関係者の方々に深く感謝いたします．

2014年11月

著者一同

も く じ

保存修復編
〈山本　雄嗣〉

コンポジットレジン修復の流れと，おもな使用器材 …………………………………… 2
5級・くさび状欠損修復（頬舌側歯頸部修復） ………………………………………… 3
3級修復（前歯部隣接面修復） …………………………………………………………… 8
2級修復（臼歯部隣接面修復） …………………………………………………………… 12
トッフルマイヤー型マトリックスリテーナーの使用方法 …………………………… 17
ラバーダム防湿の準備 …………………………………………………………………… 19

歯内療法編
〈山崎　泰志〉

抜髄・感染根管治療 ……………………………………………………………………… 22
 1 髄腔開拡 ……………………………………………………………………… 24
 2 ラバーダム防湿 ……………………………………………………………… 25
 3 天蓋除去 ……………………………………………………………………… 27
 4 根管口明示 …………………………………………………………………… 28
 5 根管長測定 …………………………………………………………………… 28
 6 根管拡大・形成 ……………………………………………………………… 30
 7 根管洗浄 ……………………………………………………………………… 32
 8 根管乾燥 ……………………………………………………………………… 33
 9 根管貼薬 ……………………………………………………………………… 34
 10 仮　　封 ……………………………………………………………………… 35
根管充填 …………………………………………………………………………………… 37
細菌培養検査 ……………………………………………………………………………… 39

歯周治療編

〈長野　孝俊〉

- 基本セット ……………………………………………………… 42
- 器材の返却 ……………………………………………………… 43
- 超音波スケーラーと手用スケーラーおよび特殊な歯周プローブ ……… 44
- PMTC に用いる器具 …………………………………………… 46
- 歯垢染め出し剤 ………………………………………………… 47
- 超音波チップやコントラ用器具の着脱 ………………………… 48
- 表面麻酔 ………………………………………………………… 50
- 浸潤麻酔 ………………………………………………………… 51
- 暫間固定の手順（ダイレクトボンディング） ………………… 52
- 歯周外科器具セット …………………………………………… 54
- 歯槽骨整形や歯槽骨切除に用いる器具 ………………………… 56
- 特殊な外科器具 ………………………………………………… 57
- その他の外科器具 ……………………………………………… 58
- 歯周外科処置の器材準備 ……………………………………… 60
- 手洗い …………………………………………………………… 61
- 手術着の着方 …………………………………………………… 63
- 歯周外科処置の準備 …………………………………………… 65
- 歯周外科処置に使用する器具と薬剤 ………………………… 66
- フラップ手術（歯肉剥離掻爬術） …………………………… 68
- 針付き縫合糸の種類と取り出し方 …………………………… 72
- 生理食塩水 ……………………………………………………… 74
- 外科用器具の追加 ……………………………………………… 75
- 歯周パック ……………………………………………………… 76
- 歯周外科処置後の片付け ……………………………………… 77

付　歯科のレーザー治療について

〈小林　一行〉

- レーザーの性質 ………………………………………………… 79
- レーザーの種類とその特性 …………………………………… 80
- レーザーの安全管理と安全対策 ……………………………… 86

- 本書に記載した器具・材料・薬剤一覧 ………………………… 88
- 索　引 …………………………………………………………… 90

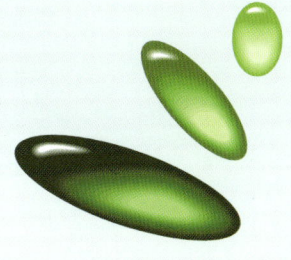

保存修復編

コンポジットレジン修復の流れと，おもな使用器材

Step 1　術前検査……基本セット，検査器具，シェードガイド

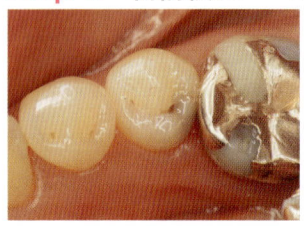
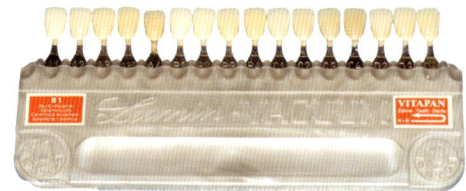

シェードガイド

Step 2　う蝕除去，窩洞形成……う蝕検知液，切削器具

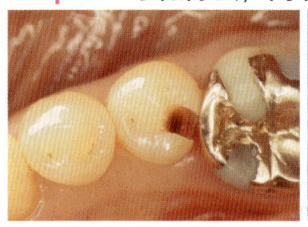
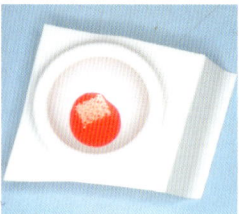
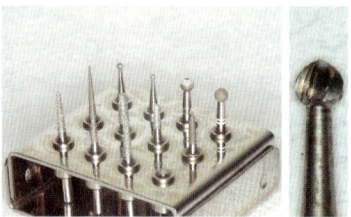

Step 3　接着処理……接着材，光照射器

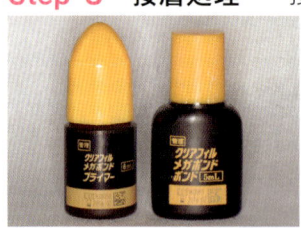
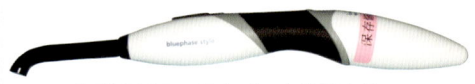

先端のビニールカバーも準備する．

（クリアフィルメガボンド）

Step 4　塡塞・重合……コンポジットレジン，充塡器

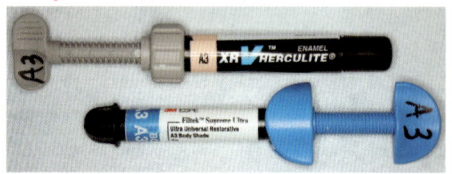
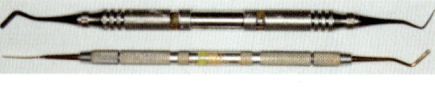

（上：ハーキュライトXRV）
（下：フィルテックシュープリームウルトラ）

Step 5　形態修正，研磨……切削・研磨器具

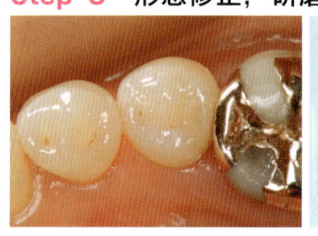
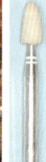
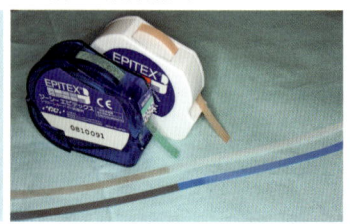
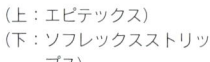

（上：エピテックス）
（下：ソフレックスストリップス）

5級・くさび状欠損修復（頬舌側歯頸部修復）

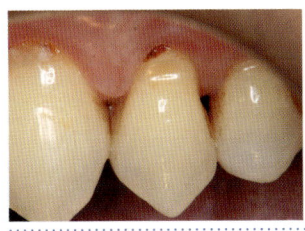
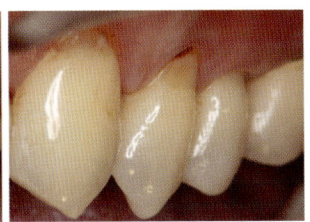

術前
上顎左側第一小臼歯頬側歯頸部に，くさび状欠損とう蝕が認められる．

Step 1　術前検査

▰ 電気的歯髄診断
歯髄の生死を検査する．
（『歯科衛生士のための補綴科アシストハンドブック』p.3 参照）

▰ 色調選択（シェードガイドを準備）
歯質が乾燥する前に，無影灯を消して行う（乾燥すると白くなる）．

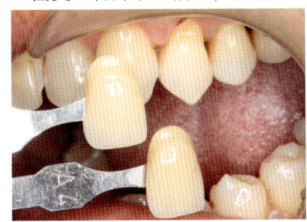
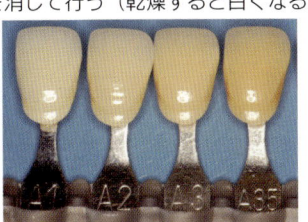

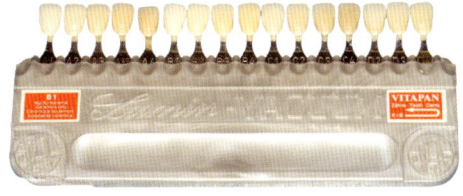

▰ 局所麻酔
必要に応じて局所麻酔を施す．
（『歯科衛生士のための補綴科アシストハンドブック』p.4,5 参照）

▰ 歯肉排除
術野の明示のために，必要に応じて歯肉排除を行う．
（歯肉排除は，う蝕除去途中または充填直前に行うこともある）

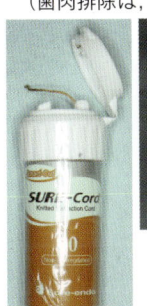
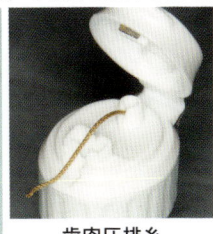

歯肉圧排糸
1〜1.5 cm で十分
（シュアーコード）

レジン充填器を使用する．

Step 2　う蝕除去，窩洞形成
■う蝕除去

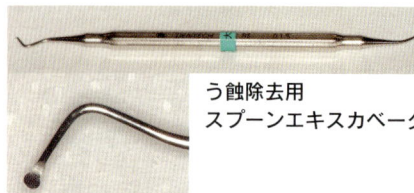

う蝕除去用
スプーンエキスカベータ

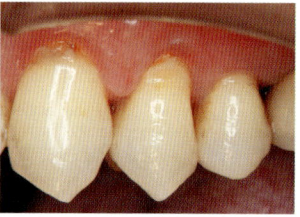

❶エキスカベータで着色軟化歯質を除去する．（アルコールワッテで清拭する）

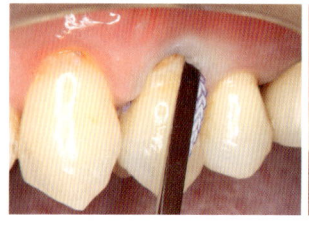
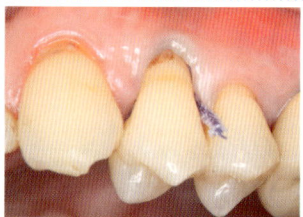

❷歯肉圧排糸をレジン充填器で歯肉溝に圧入して歯肉圧排を行い，歯肉側窩縁部を明示する．

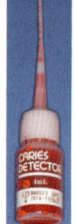
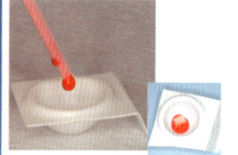

う蝕検知液
1滴にスポンジ1つで十分
（スポンジが多いと液をすべて吸い込んでしまい，使いにくい）

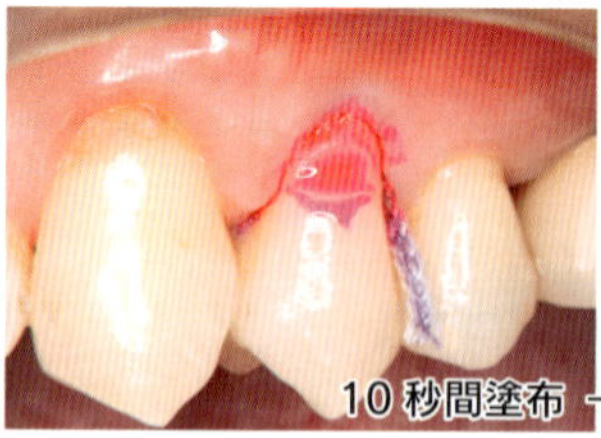

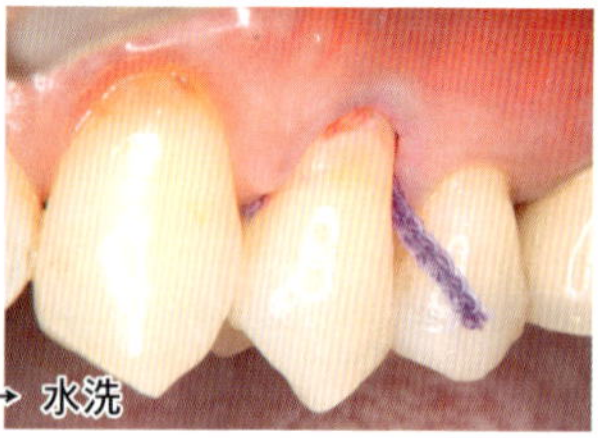

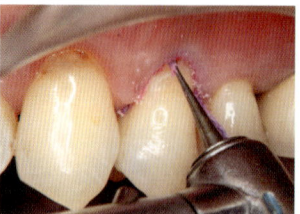

10秒間塗布 → 水洗

❸洗浄時に，う蝕検知液が飛び散らないように，十分バキュームする．

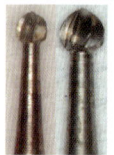

マイクロモーター用
スチールラウンドバー（特小と小を準備する）

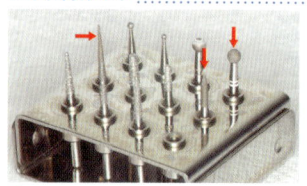

❹染色した部分をマイクロモーターで除去して，う蝕除去が完了する．

■窩洞形成

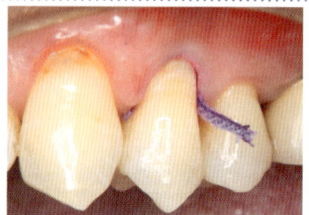

↓：微粒子ダイヤモンドポイント

エアータービン用微粒子ダイヤモンドポイント（↓）で，エナメル窩縁にベベルを付与して，窩洞形成が完了する．

❹

Step 3　接着処理

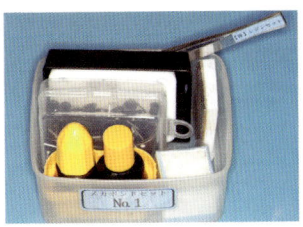
接着材のセット
2ステップセルフエッチングシステム

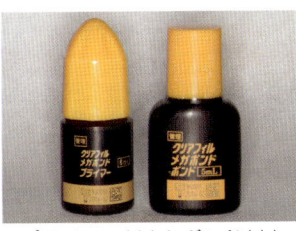
プライマー（左）とボンド（右）

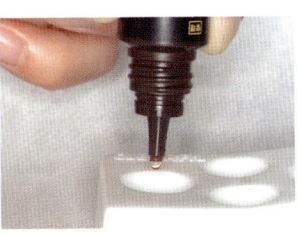
液をポタッと落とす．
（スポンジは1つずつ，使う直前に滴下する）

■プライミング

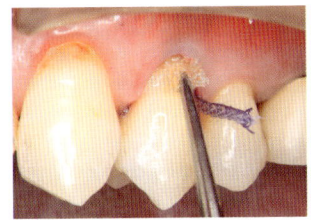
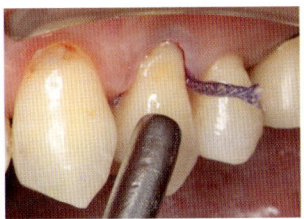

プライマーを歯面に塗布し，20秒後にエアーブローする．

エアーブロー時は必ずバキュームする．

■ボンディング

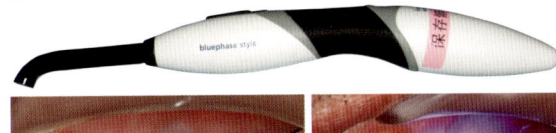

光照射器を準備する．

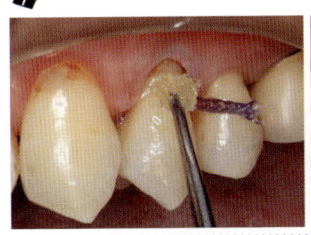
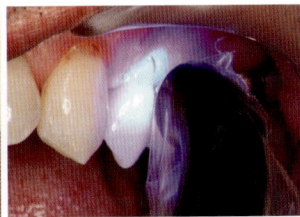

❶ボンドを歯面に塗布し，バキュームしながらエアーブローする．

❷光照射を行い，ボンドを重合する．

〈その他の歯質接着材〉

　上記の2ステップセルフエッチングシステムのほかに，プライマーとボンドが合わさり1ボトルとなっている1ステップセルフエッチングシステムがある．
　1ステップセルフエッチングシステムの使用手順：①歯面塗布，②エアーブロー，③光照射で，2ステップよりも簡略化されている．

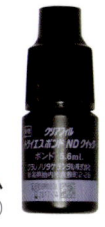

1ステップセルフエッチングシステム
（クリアフィルトライエスボンドNDクイック）

Step 4 填塞・重合
■コンポジットレジンの種類

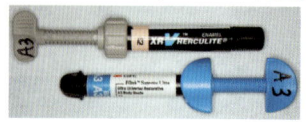
ペーストタイプ
(レジン充塡器で塡塞する)

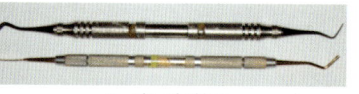
レジン充塡器

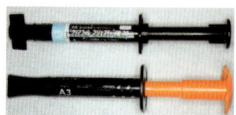
フロアブルタイプ
(シリンジから直接，
または探針で塡塞する)
(上：クリアフィルマジェス
ティー ES フロー)
(下：MI ローフロー)

■コンポジットレジンの扱い方
ペーストタイプ

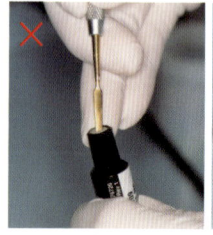 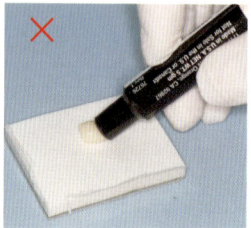 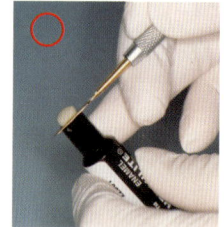 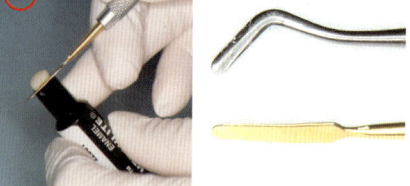

シリンジ内をほじったり，練板に押しつけない．　　　　レジン充塡器の平板で切るようにする．
　　　　　　　　　　　　　　　　　　　　　　　　　(ペーストの量は窩洞の大きさに合わせる)

フロアブルタイプ

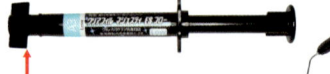 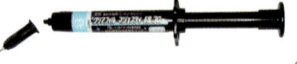 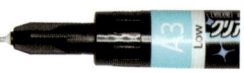

キャップ(↑)を外し，シリンジ先端をねじ込んで取りつける．

■レジン充塡器の拭き方

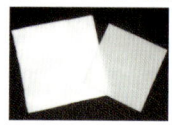
レジン充塡器にレジンが残っていると，ペーストがベタつくため，ガーゼやアルコールワッテで頻繁にふく．
(アルコールワッテの場合には，アルコールが多量にならないように注意する)

■塡塞・重合

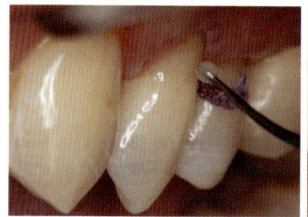 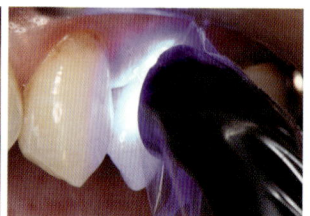 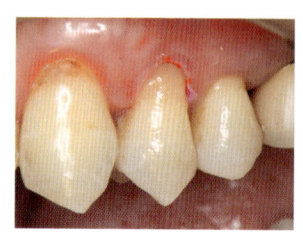

探針でフロアブルコンポジットレジンを塡塞し，光照射を行う．
照射先端を可能な限り近接して行うが，ビニールカバーがコンポジットレジンに接しないように注意する．

重合直後
表面に凹凸が認められる．

Step 5　形態修正，研磨

■形態修正

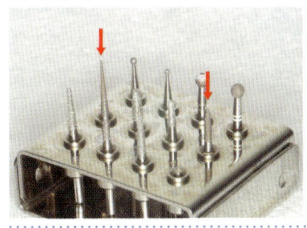
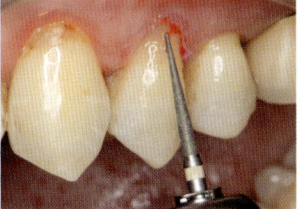

微粒子ダイヤモンドポイント（↓）を使用して表面の凹凸を削除し，形態修正を行う．

■研　磨

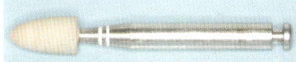
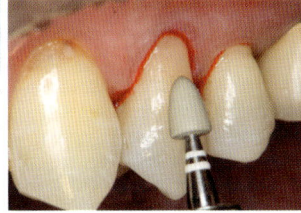
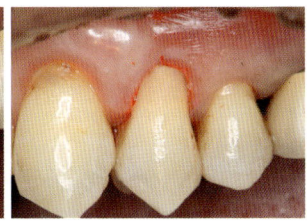

ダイヤモンドポリッシャー（コンポマスター）で研磨を行い，完成となる．

〈その他の歯頸部修復用器材〉

　本症例では，歯肉圧排糸で術野の明示を行ったが，その他の歯頸部修復器材の1つとして，サービカルフェンスを紹介する．

準備するもの

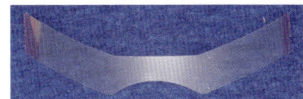

サービカルフェンス
（カントゥアーマトリックス）

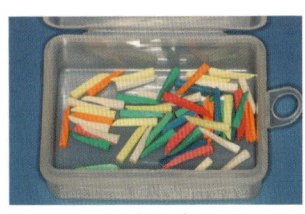

くさび

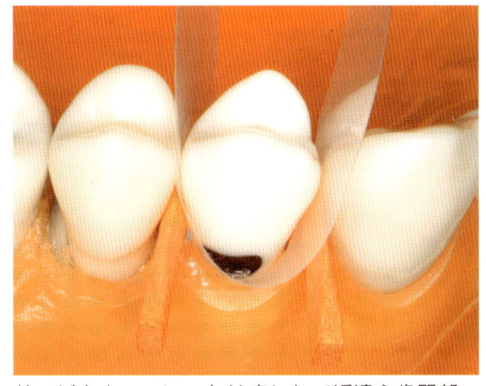

サービカルフェンスをU字にして近遠心歯間部へ挿入し，もう一辺を歯肉溝へ挿入し，くさびで固定する．

3級修復（前歯部隣接面修復）

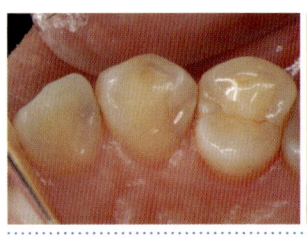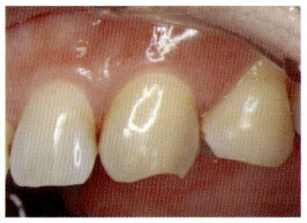

術前
上顎左側犬歯遠心隣接面にう蝕が認められる．
唇側面からは，う蝕は見えない．

Step 1　術前検査

■歯間分離
歯間分離器（セパレーター）やくさびで歯間分離し，隣接面の検査を行いやすくする．

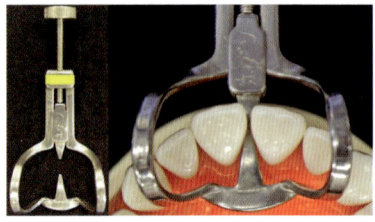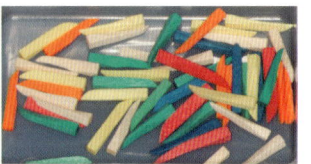

前歯部用歯間分離器
（アイボリーのセパレーター）

くさび

■電気的歯髄診断
歯髄の生死を検査する．
（『歯科衛生士のための補綴科アシストハンドブック』p.3参照）

■色調選択（シェードガイドを準備）
歯質が乾燥する前に，無影灯を消して行う．

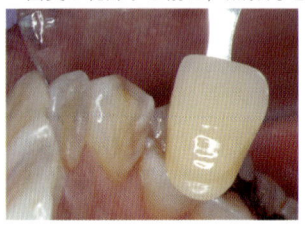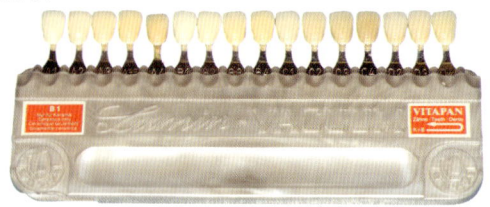

■局所麻酔
必要に応じて局所麻酔を施す．
（『歯科衛生士のための補綴科アシストハンドブック』p.4,5参照）

■ラバーダム防湿
必要に応じてラバーダム防湿を施す（p.19参照）．

Step 2　う蝕除去，窩洞形成

■う窩の開拡～う蝕除去

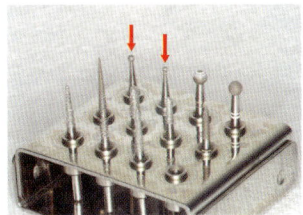

❶球状ダイヤモンドポイント（↓）でエナメル質を切削する．

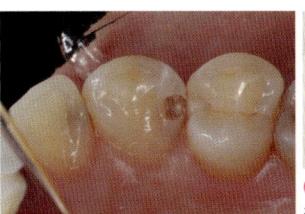

❷う蝕除去用エキスカベータで着色軟化歯質を大まかに除去する．（アルコールワッテで清拭する）

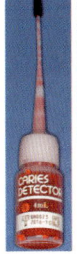 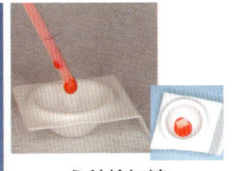

う蝕検知液
1滴にスポンジ1つ

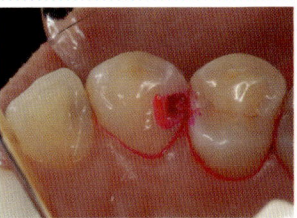

10秒間塗布 → 水洗
❸洗浄時に，う蝕検知液が飛び散らないように，十分にバキュームする．

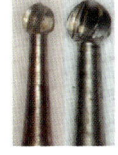

マイクロモーター用スチールラウンドバー
（特小と小を準備する）

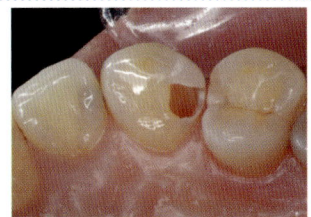

❹染色した部分をマイクロモーターで除去して，う蝕除去が完了する．

■窩洞形成

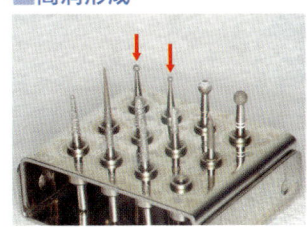 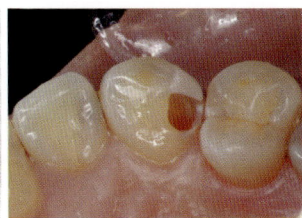

❺エアータービン用球状ダイヤモンドポイント（↓）で窩縁を整理して，窩洞形成が完了する．

Step 3　接着処理
■隔壁装着

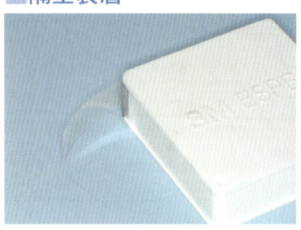
透明マトリックス
3〜4 cm で切る．

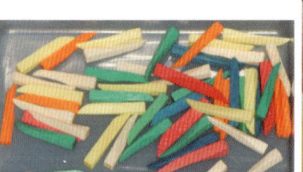
くさび

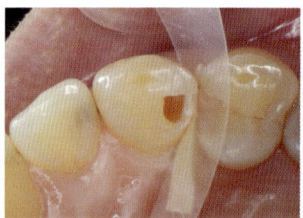
透明マトリックスを，くさびで固定する．

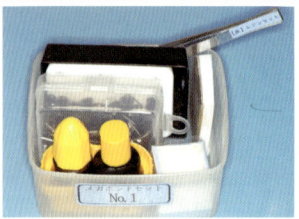
接着材のセット

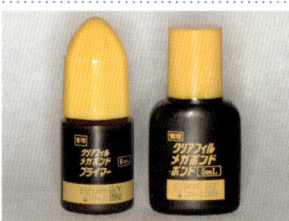
プライマー(左)とボンド(右)

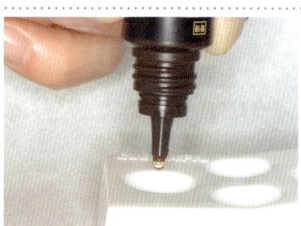
プライマーとボンドは使う直前に滴下する．

■プライミング

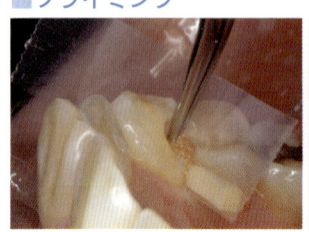

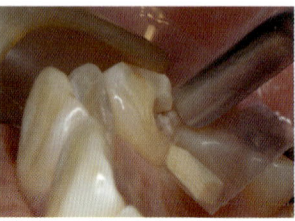

プライマーを歯面に塗布し，20秒後にエアーブローする．

エアーブロー時は必ずバキュームする．

■ボンディング

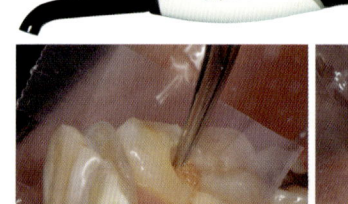

光照射器を準備する．

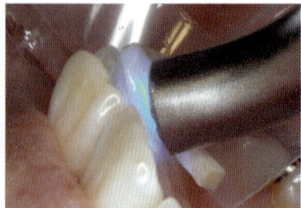

❶ボンドを歯面に塗布し，バキュームしながらエアーブローする．

❷光照射を行い，ボンドを重合する．

Step 4 塡塞・重合
■コンポジットレジンの準備

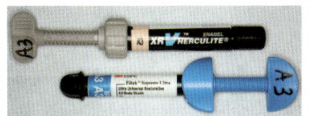 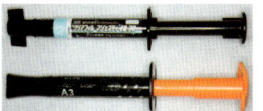 

ペーストタイプ　　　　　フロアブルタイプ　　　　　レジン拭き取り用ガーゼ
（レジン充塡器を準備する）（シリンジから直接，または　もしくはアルコールワッテ
　　　　　　　　　　　　　探針で塡塞する）

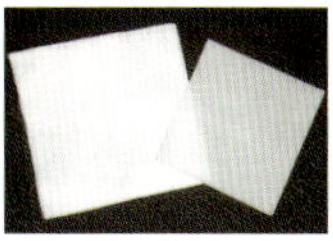

■コンポジットレジンの扱い方
前述の取り扱い方（p.6）に留意する．

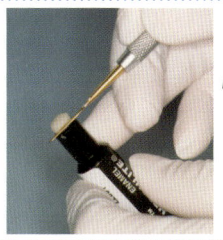 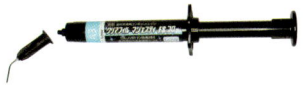

シリンジ先端の装着

ペーストの採取

■塡塞・重合

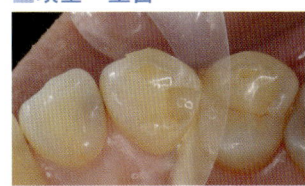 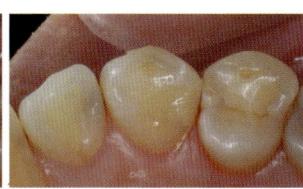

❶コンポジットレジンを塡塞・重合する．
照射器先端を可能な限り近接させて照射する．

❷重合後，隔壁を除去する．
（くさび → マトリックスの順）

Step 5 形態修正，研磨

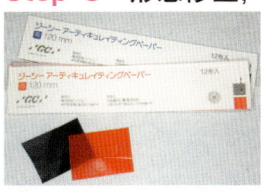 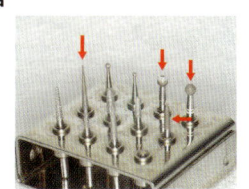 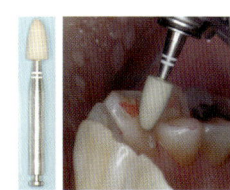

❶咬合接触面を含む修復なので，咬合紙を準備する．　❷微粒子ダイヤモンドポイント（↓）で咬合調整を行う．　❸ダイヤモンドポリッシャーで口蓋側面を研磨する．

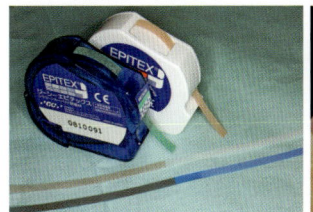 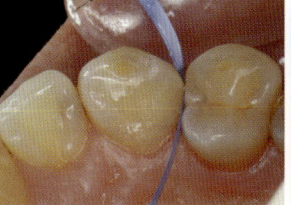 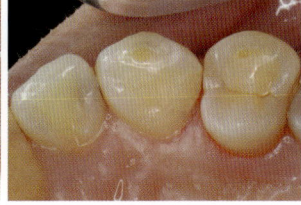

❹研磨用ストリップスで隣接面を研磨する．　　　　　❺修復完了

⓫

2級修復（臼歯部隣接面修復）

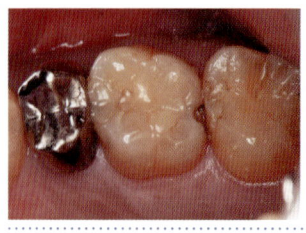

術前
上顎左側第一大臼歯の遠心辺縁隆線に，う蝕による欠損が認められる．

Step 1 術前検査

■歯間分離
歯間分離器（セパレーター）やくさびで歯間分離し，隣接面の検査を行いやすくする．

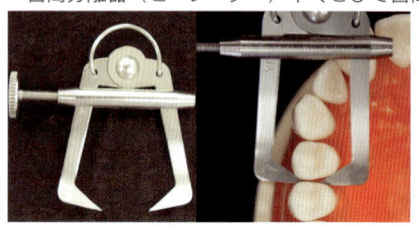

前臼歯部用歯間分離器
（エリオットのセパレーター）

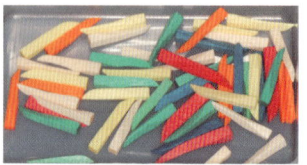

くさび

■電気的歯髄診断
歯髄の生死を検査する．
（『歯科衛生士のための補綴科アシストハンドブック』p.3 参照）

■色調選択（シェードガイドを準備）
歯質が乾燥する前に，無影灯を消して行う．

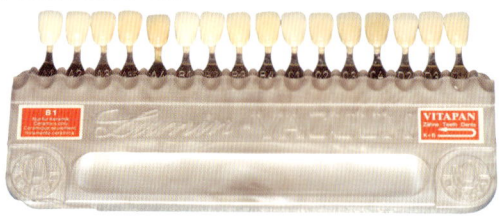

■局所麻酔
必要に応じて局所麻酔を施す．
（『歯科衛生士のための補綴科アシストハンドブック』p.4, 5 参照）

■ラバーダム防湿
必要に応じてラバーダム防湿を施す（p.19 参照）．

Step 2　う蝕除去，窩洞形成

■う窩の開拡～う蝕除去

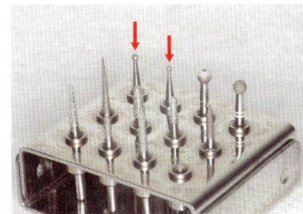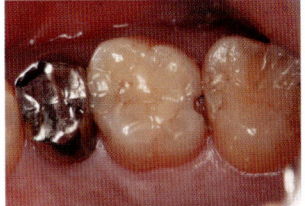

❶エアータービン用球状ダイヤモンドポイント（↓）でエナメル質を開拡し，う蝕象牙質を削除できるようにする．

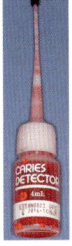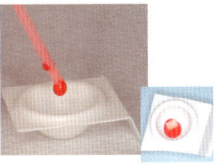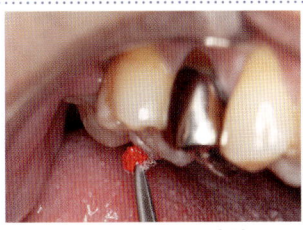

う蝕検知液
1滴にスポンジ1つ

10秒間塗布　→　水洗

❷洗浄時に，う蝕検知液が飛び散らないように十分にバキュームする．

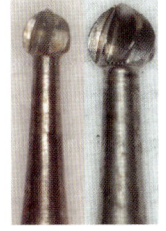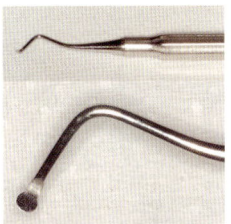

マイクロモーター用
スチールラウンドバー
（特小と小を準備する）

う蝕除去用
スプーンエキスカベータ

❸染色　→　水洗　→　除去　を繰り返す．

■窩洞形成

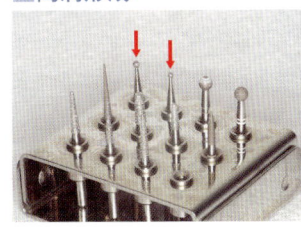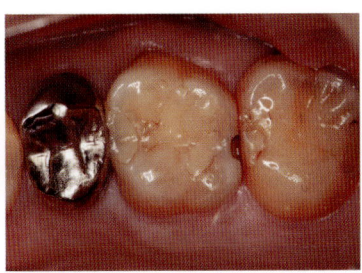

❹エアータービン用球状ダイヤモンドポイント（↓）で窩縁を整理して，窩洞形成が完了する．

Step 3　接着処理
■隔壁の種類

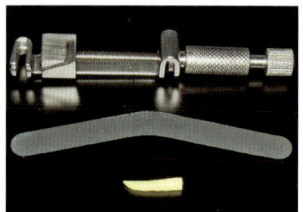

トッフルマイヤー型
マトリックスリテーナー

メタルバンド

くさび

使用方法（p.17参照）

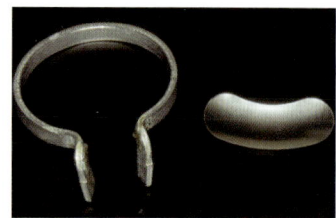

左：リング状リテーナー
右：セクショナルマトリックス
　　（コンタクトマトリックス）

■隔壁の装着

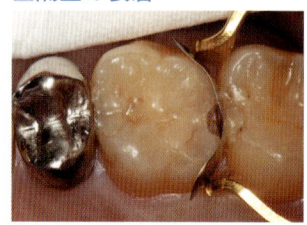

セクショナルマトリックスを歯間部に挿入してから，リング状リテーナーで押さえつける．
（歯間にくさびを用いる場合もある）
リテーナーの装着には，専用のフォーセップスもしくはクランプフォーセップスを用いる．

■プライミング

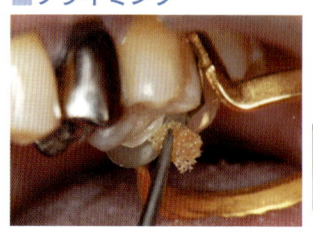 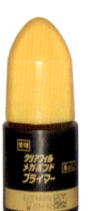

プライマーを歯面に塗布し，20秒後にエアーブローする．
エアーブロー時は必ずバキュームを行う．

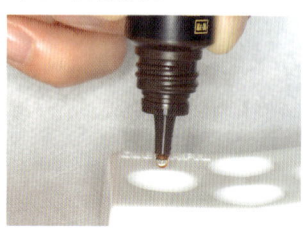

使う直前に
滴下する．

■ボンディング

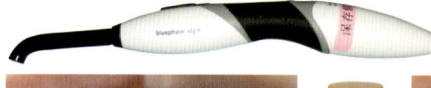

光照射器を準備する．

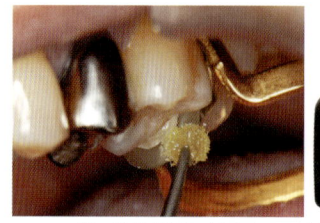 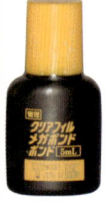 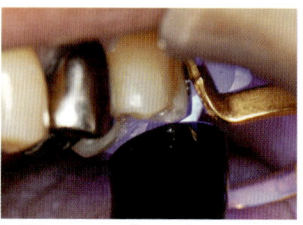

ボンドを歯面に塗布し，バキュームしながらエアーブローする．
光照射を行い，ボンドを重合する．

Step 4　填塞・重合

■コンポジットレジンの準備

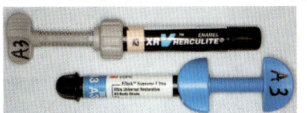
ペーストタイプ
（レジン充填器を準備する）

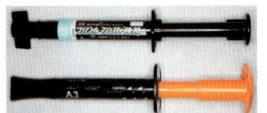
フロアブルタイプ
（シリンジから直接，
または探針で填塞する）

レジン拭き取り用ガーゼ，
もしくはアルコールワッテ

■コンポジットレジンの扱い方
前述の取り扱い方（p.6）に留意する．

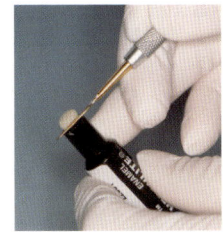

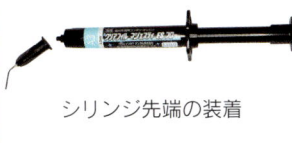
シリンジ先端の装着

ペーストの採取

■填塞・重合

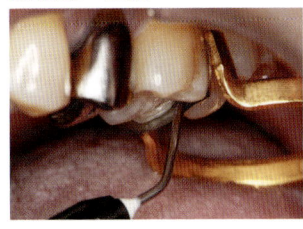
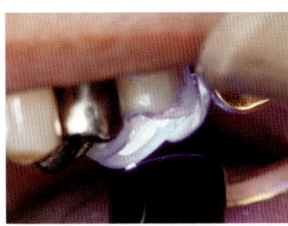

❶コンポジットレジンを填塞・
重合する．
照射器先端を可能な限り近接さ
せて照射する．

❷重合後，隔壁を除去する．
（リテーナー → マトリックス
の順）

Step 5　形態修正，研磨

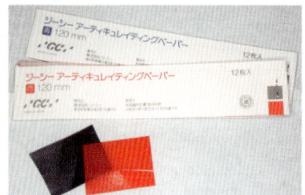 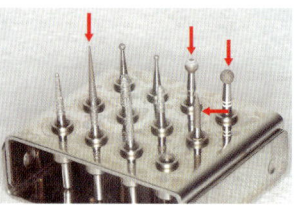

❶咬合接触面を含む修復なので咬合紙を準備する．

❷微粒子ダイヤモンドポイント（↓）で咬合調整を行う．

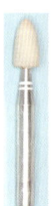 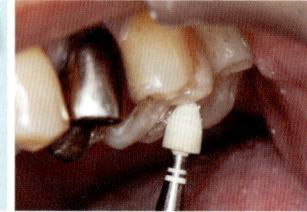

❸ダイヤモンドポリッシャーで咬合面を研磨する．

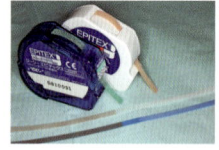 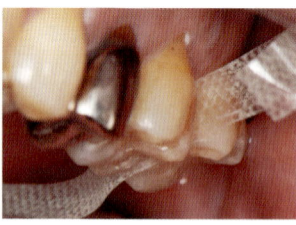

❹研磨用ストリップスで隣接面を研磨する．

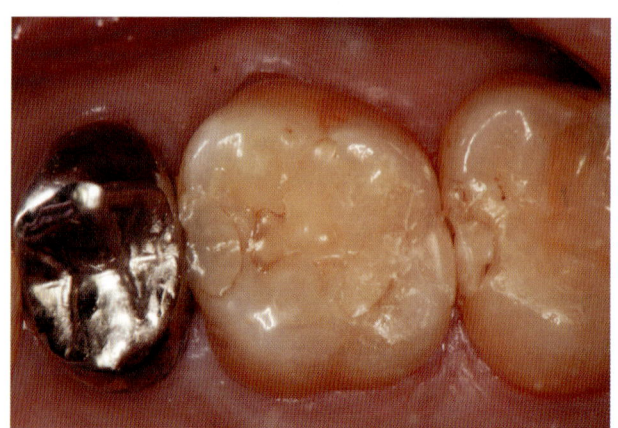

❺修復完了

トッフルマイヤー型マトリックスリテーナーの使用方法

■必要なもの

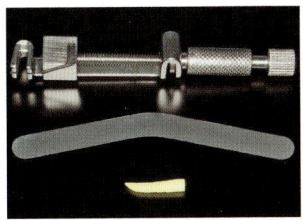

トッフルマイヤー型
マトリックスリテーナー

メタルバンド

くさび
（歯間空隙の大きさに合わ
せてサイズを選択する）

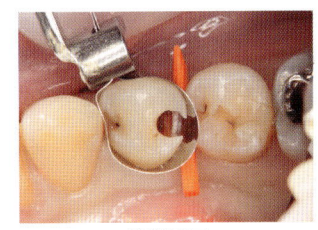

装着完了
くさびを挿入し，バンドを
歯頸部に密着させる．

■各部の名称

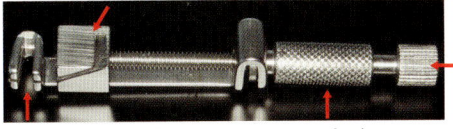

バイス，固定溝
とめネジ
頭部，方向指定溝
しめネジ

頭部の方向指定溝とバイスの固定
溝にメタルバンドが入る．

■使用手順

1）リテーナーの準備

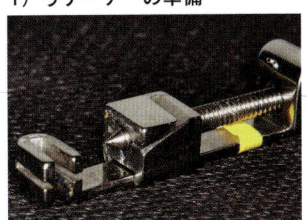

❶バイスにネジが貫通してい
て，バンドが入らない．

❷とめネジを回す．
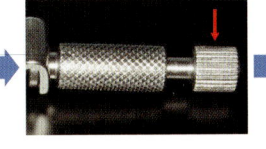

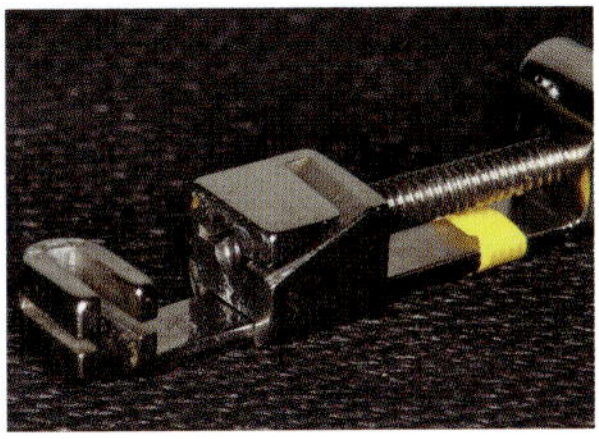

❸固定溝を開ける．

❹しめネジを回す．
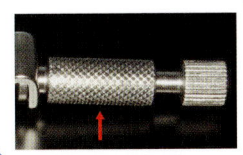

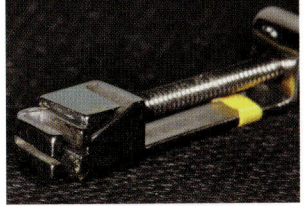

❺バイスを先頭まで移動させる．

❻リテーナーの準備完了
2）「メタルバンドの装着」へ．

2）メタルバンドの装着

❶ バンドの向き

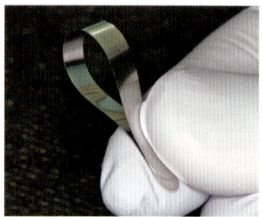
バンドをU字に曲げる．
バンドに折り目はつけない．

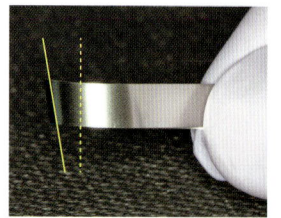
バンドを横から見ると，角度がついている．なぜ？→

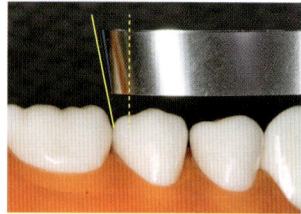
歯冠は咬合面より歯頸部の方が細く，バンドを歯頸部に合わせるため．

メタルバンドの向きは， 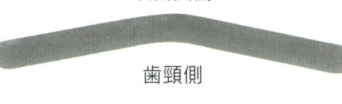 となる．

咬合面側／歯頸側

❷ バンドの固定

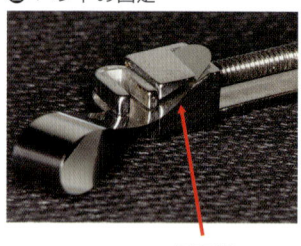
固定溝

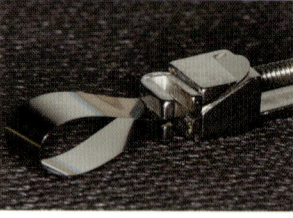

❶バンドをバイスの固定溝に入れる．バンドの端を溝から出さない（出しても1〜2mm）

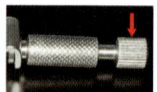

❷バンドを頭部の方向指定溝に入れる．とめネジ（↓）を締めて，バンドを固定する．

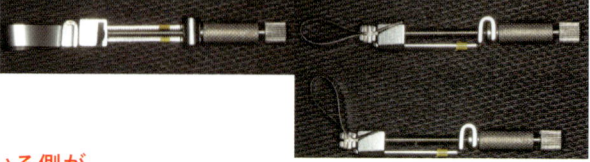

❸バンド固定完了

バンドを横から出すこともある．

重要！
方向指定溝と固定溝が開いている側が
歯頸側（歯肉側）となる．

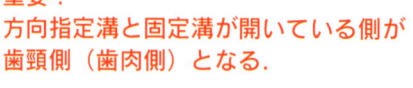

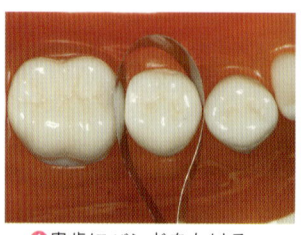
❶患歯にバンドをかける．

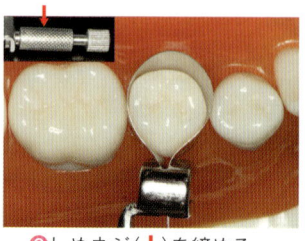
❷しめネジ（↓）を締める．
（このあと，くさび挿入）

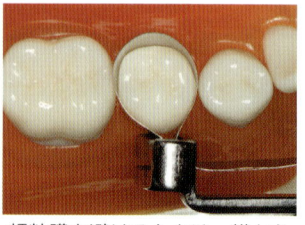
頬粘膜を避けるときは，横から出す．

ラバーダム防湿の準備

■使用器材

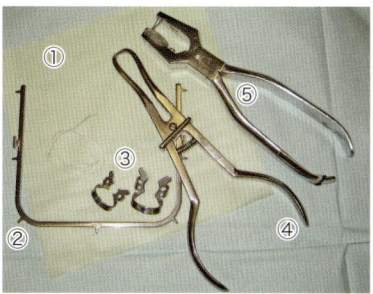

1歯の防湿には
① ラバーダムシート
② ヤングのフレーム
③ クランプ
④ クランプフォーセップス
⑤ ラバーダムパンチ

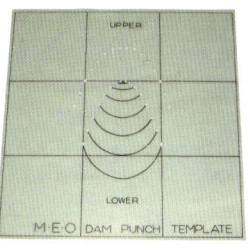

複数歯の連続防湿にはテンプレートを追加する．

■ラバーダムシートの穴あけ

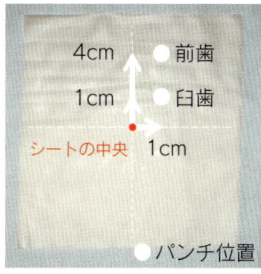

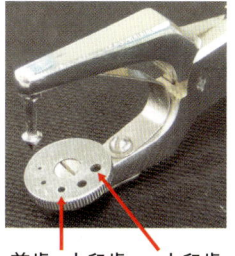

前歯，小臼歯　大臼歯

1歯防湿の場合には，左図のようにパンチの位置を決定すれば良い．
例）患歯が上顎右側臼歯の場合：パンチ位置は左上だが，パンチ後にシートを左右方向で裏返すと，穴は右上となる．

パンチのとき，上下左右は考えなくて良い．

連続防湿の際には，テンプレートを用いて穿孔位置を決める．

■クランプの取り付け

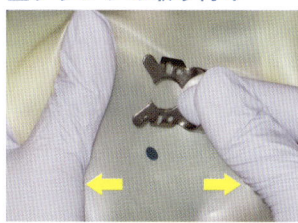

❶右手でクランプを持ち，シートを左右に引っ張り，穴を広げる．

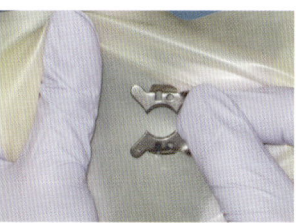

❷穴に，クランプの下翼をひっかける．

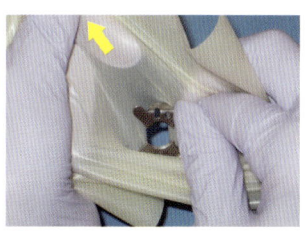

❸シートを矢印方向に引っ張り，穴を上方へ広げる．

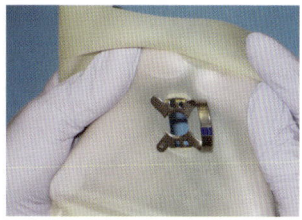

❹クランプの上翼をひっかけて終了となる．

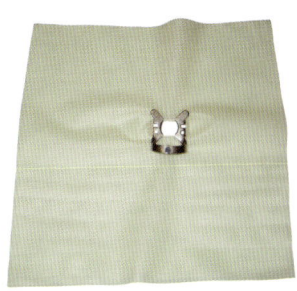

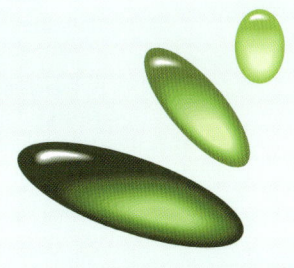

歯内療法編

抜髄・感染根管治療

■基本セット

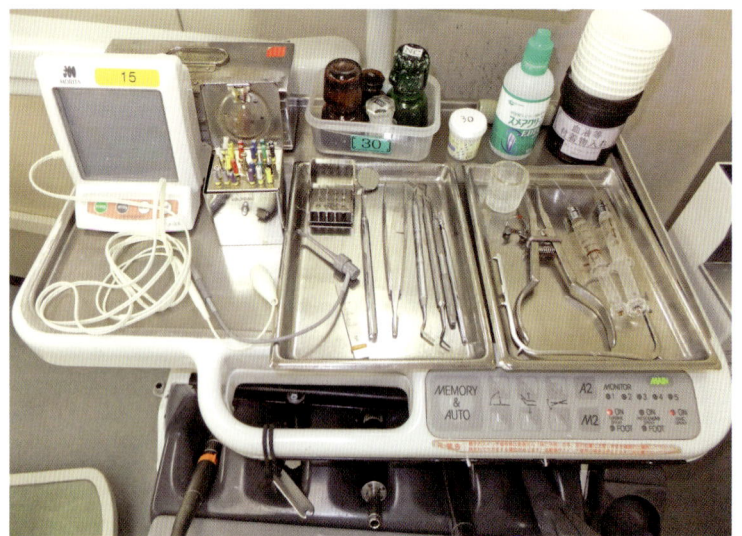

抜髄と感染根管治療の術式は，大部分が同じである．基本的な準備は一緒で良い．
抜髄を行うときは，浸潤麻酔のセットが必要となる．

■診査・診断

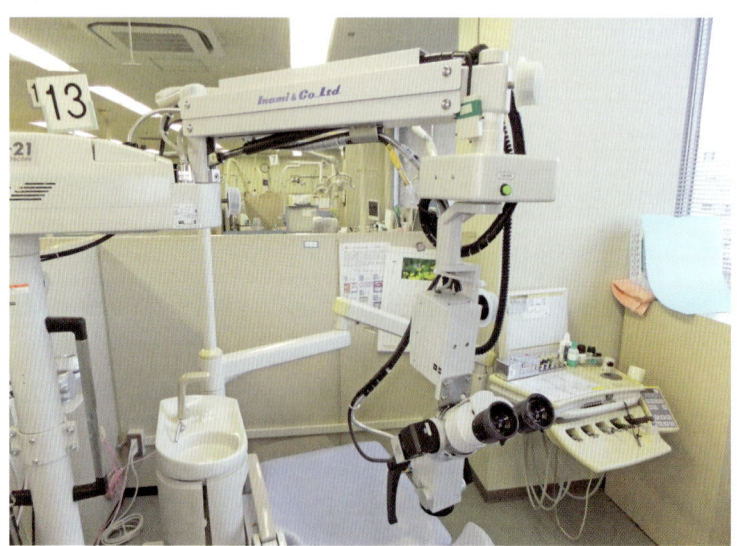

マイクロスコープ（手術用顕微鏡）
最近は，マイクロスコープを用いて，より精密な検査が行われている．
根管口の探索や破折線，穿孔部の診断，および外科手術にも使用する．

■歯内治療の術前診査・検査

❶問診
❷視診
❸触診
❹打診（水平，垂直）
❺動揺度検査
❻温度診
❼歯髄電気診
❽透照診
❾エックス線検査
❿麻酔診
⓫露髄検査（インピーダンス測定検査）
⓬楔応力検査
⓭化学診
⓮歯周ポケット診査

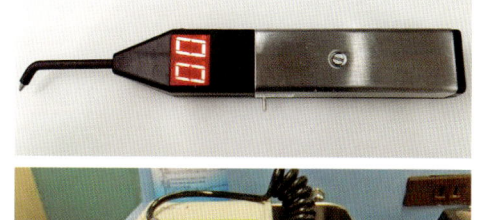
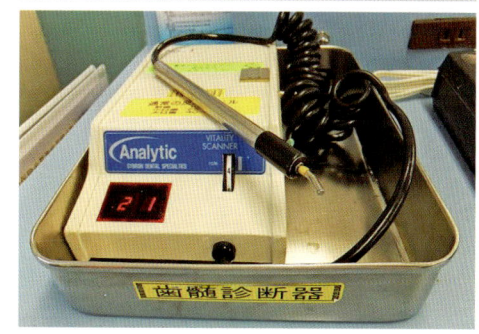

電気歯髄診断器
歯に電流を流し，感覚神経の反応で歯髄の生死を判定する．

■鑑別診断のフローチャート

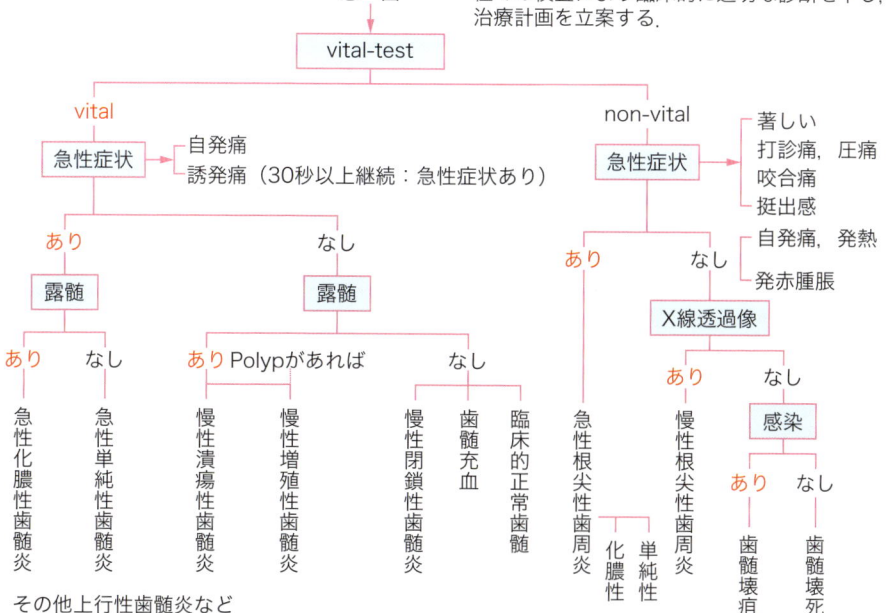

その他上行性歯髄炎など

① 髄腔開拡

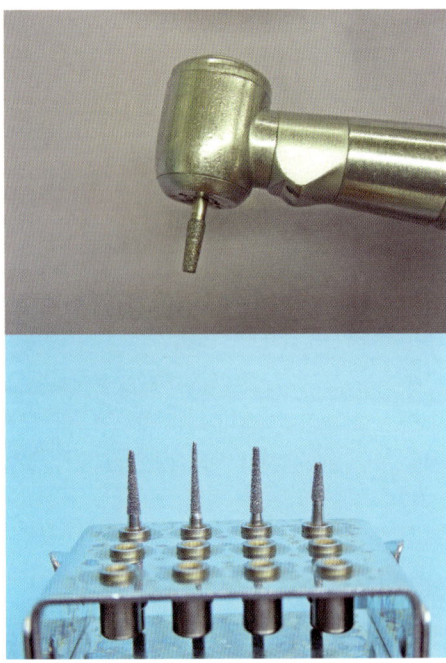

最初に，エアータービンにダイヤモンドポイントを装着し，エナメル質と感染した象牙質を削除する．

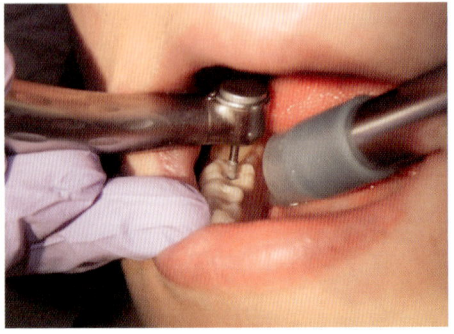

バキュームで水を吸引するほか，舌や頬粘膜を排除し，術野を確保する．

② ラバーダム防湿

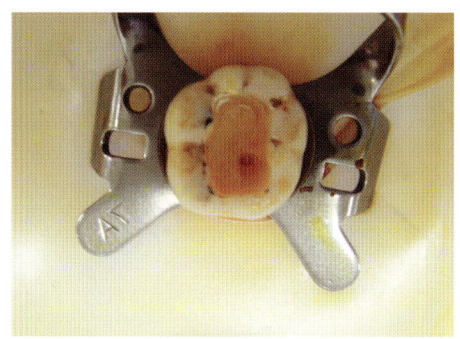

穿孔する前に,歯髄腔にラバーダム防湿を施す.

■ 使用する器材

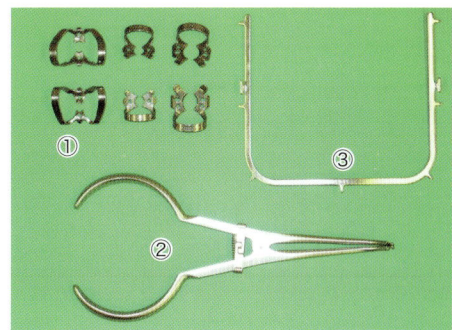

①クランプ
②クランプフォーセップス
③ヤングのフレーム

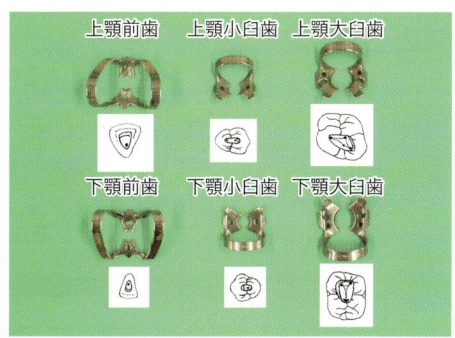

ラバーダムクランプの種類
歯根の形態に合ったものを選択する.

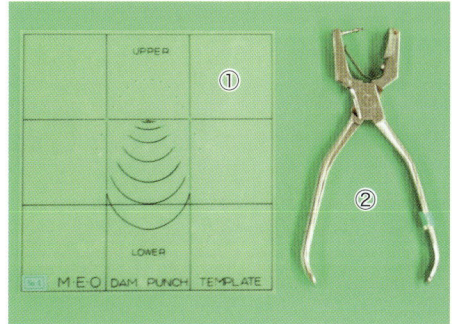

①テンプレート　②ラバーダムパンチ

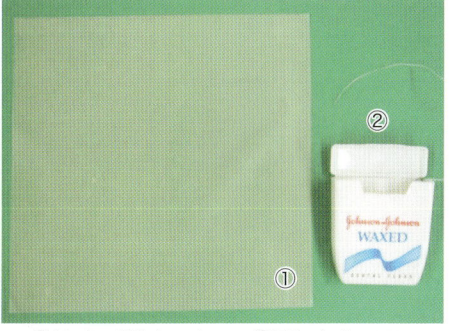

①ラバーダムシート　②デンタルフロス

■ラバーダム防湿手順

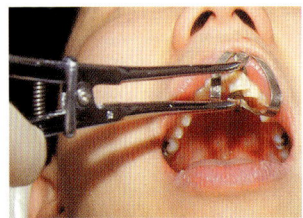

❶クランプの試適

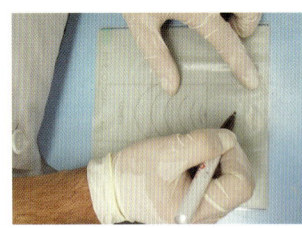 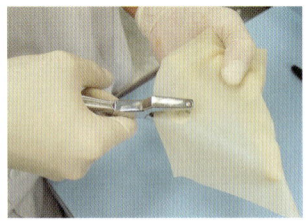

❷ラバーダムパンチで穴をあける.

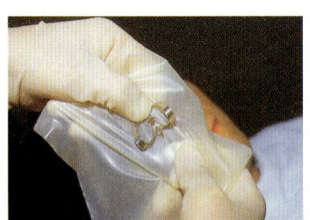 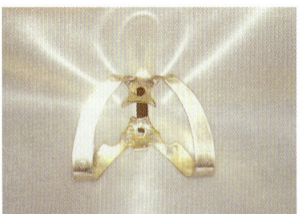

❸ラバーダムシートにクランプをつける.

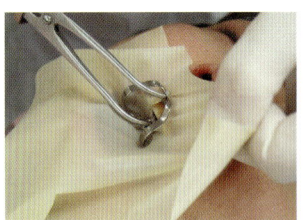 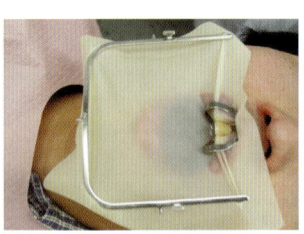 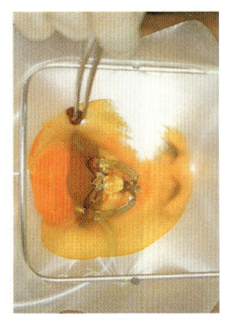

❹フォーセップスで把持する.　❺患歯に装着する.　❻術野の消毒（J・AI）

③ 天蓋除去

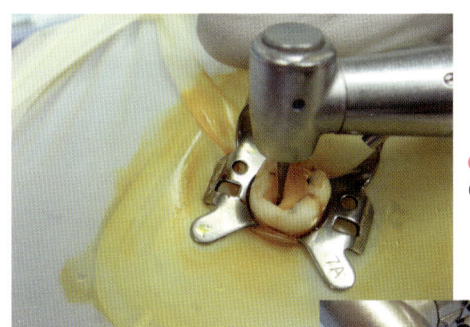

❶コントラヘッドハンドピースを使用して歯髄腔の穿孔，天蓋の除去を行う．

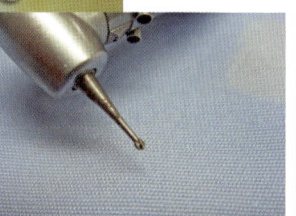
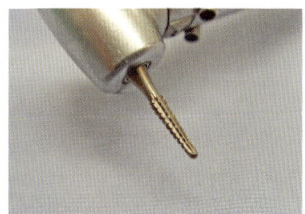

天蓋除去にはラウンドバーやバットコーンバーを使用する．

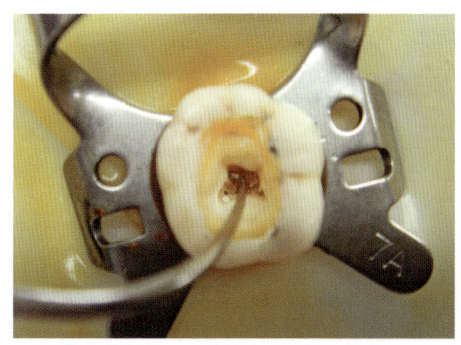
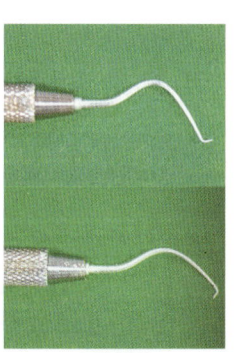

❷有鉤探針で天蓋除去の確認を行う． **有鉤探針**

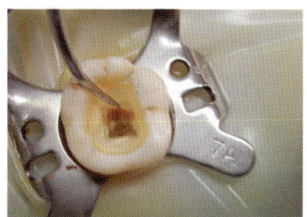
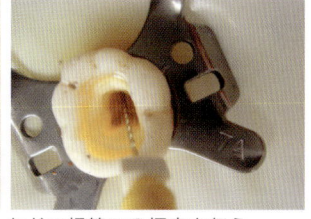

❸探針，ブローチ，リーマーなどで根管口の探索を行う．

④ 根管口明示

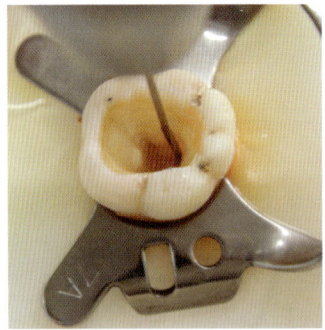
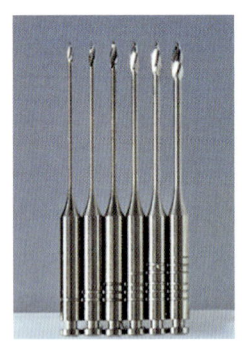
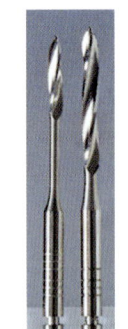

根管口明示には，ゲイツグリテンドリルやピーソーリーマーを使用する．

ゲイツグリテンドリル　　ピーソーリーマー

⑤ 根管長測定

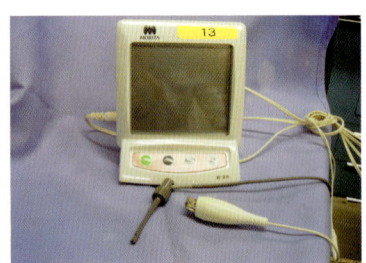

電気的根管長測定器を使用して，作業長を決定する．

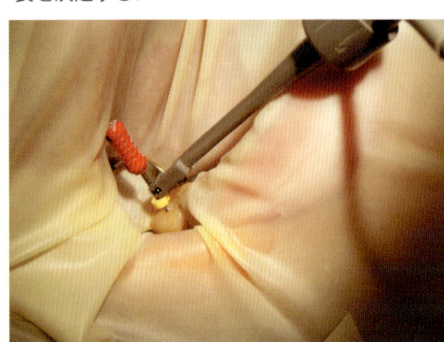
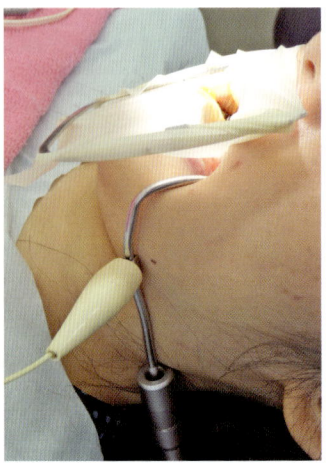

左の小さなクリップはリーマーにつけ，右の大きいクリップは排唾管につける．

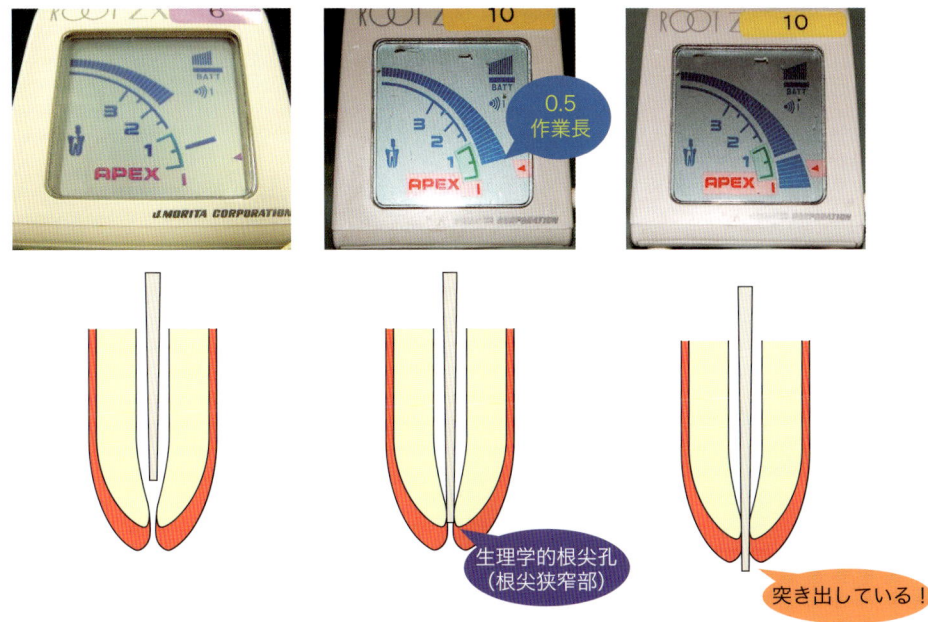

・ファイル先端の位置は，液晶ディスプレイに根管長バーとして表示される．
・ファイルを深く挿入するに従い，バー表示が変化する．
・ファイルの先端が根尖狭窄部に達すると，根管長バーがメーター目盛0.5値を示す．

⑥ 根管拡大・形成

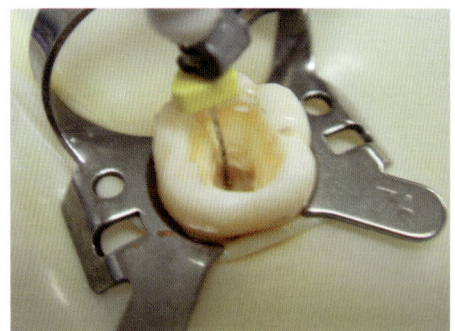
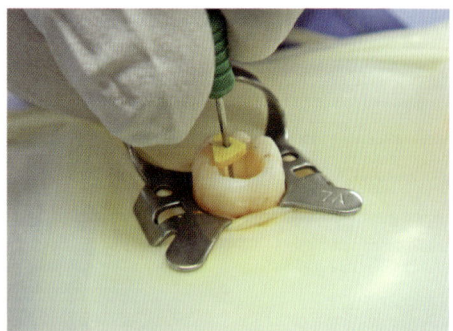

決定した作業長まで根管拡大・形成を行う.

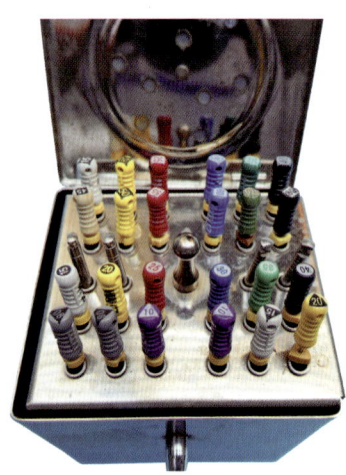

リーマーやファイルの入ったリーマーボックス
手前にリーマー, Hファイル, 中央にピーソーリーマー, 奥にKファイルが並んでいる.

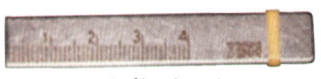

エンドスケール

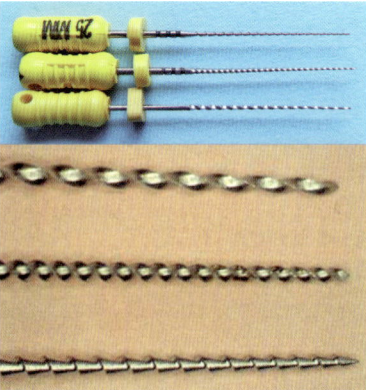

リーマー ▲

K-ファイル ■

H-ファイル ●

リーマー, ファイルの刃部の形状

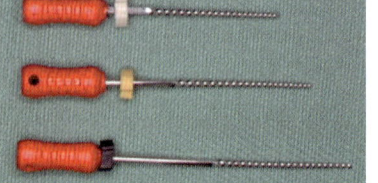

21 mm

25 mm

31 mm

ファイル, リーマーの長さは, 数種類ある.
(写真はKファイル)

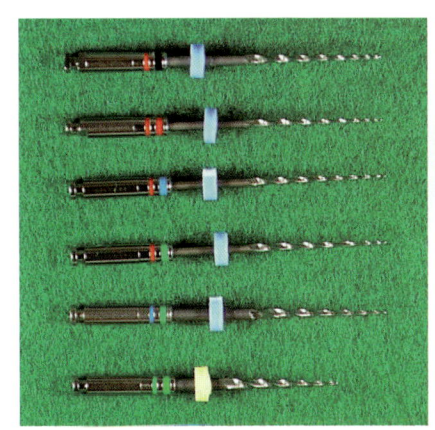

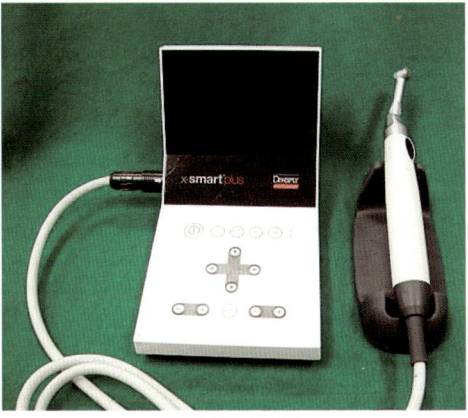

NiTi ロータリーファイル
（NEX NiTi ファイル）

NiTi 用システム
（減速コントラ，トルクコントロール）
（X・Smart plus）

・従来の手用ファイルとは異なり減速コントラで使用するファイルで，超弾性を示し彎曲根管の拡大，形成時にもとの根管形態を維持することができる．
・超弾性や形状記憶などの特性をもつ反面，破断トルク値が低いため，無理な力が加わったときはステンレスファイルよりも破折しやすい．

7 根管洗浄

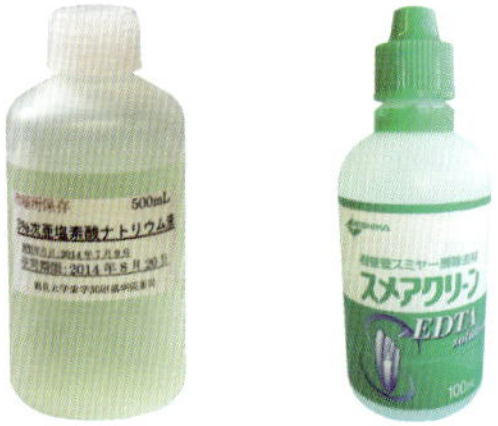

根管洗浄には，次亜塩素酸ナトリウム（NaOCl）とEDTAを使用する．

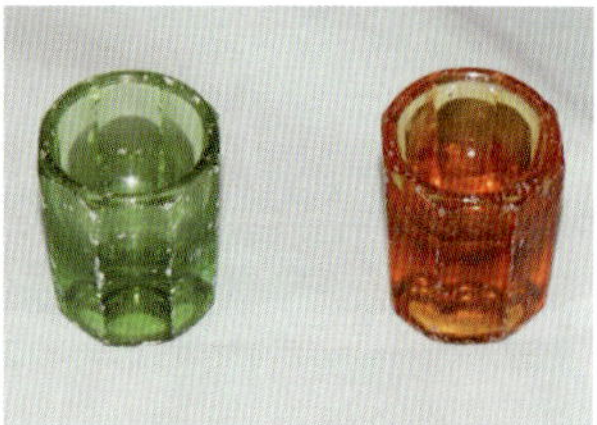

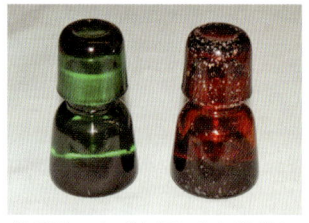

診療時，カブト瓶に入れ準備しておく．瓶から直接吸引しない．ダッペングラスに入れてからミニウムシリンジで吸引し，使用する．

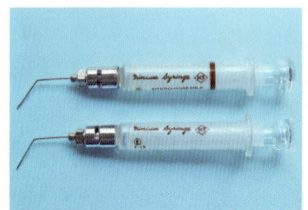

ミニウムシリンジ
薬剤を区別できるように，回線ありと回線なしを使用する．

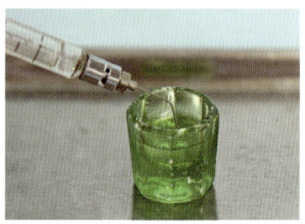

ダッペングラスに入れてから吸引し，使用する．

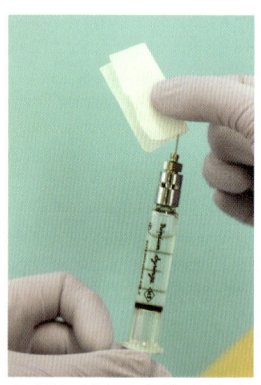

シリンジ内の気泡を抜くときは，針先をワッテなどで押さえて，薬液が飛び散らないように配慮する．

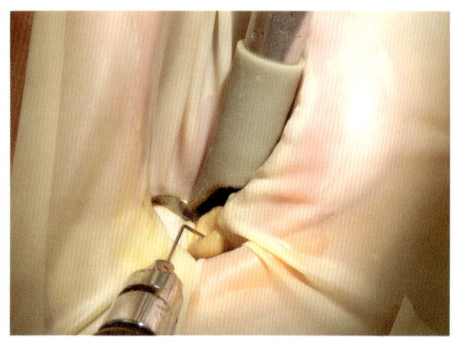

根管洗浄時，バキュームを歯の近くに位置し，歯から溢れ出した薬液を吸引する．
なるべく，ラバーダム上に薬液が流れ出ないように注意する．

⑧ 根管乾燥

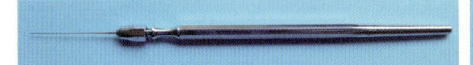

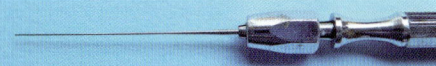

角ブローチを，ブローチホルダーに装着し，使用する．

■ブローチ綿栓のつくり方

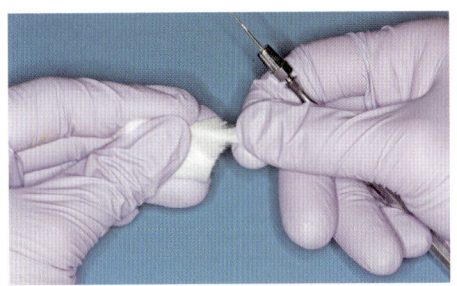

❶綿花を繊維の方向に少量つまみとる（根管のサイズに合わせ，とる量を調整する）．

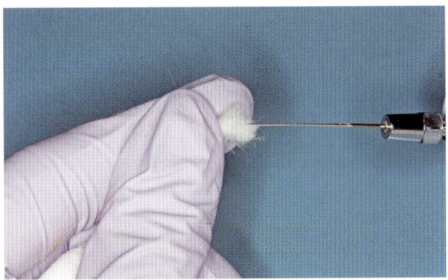

❹ブローチ先端と綿花を2本の指で軽くつまみながら，ブローチホルダーを回転させ，つまんだ綿花をブローチ先端に絡ませる．

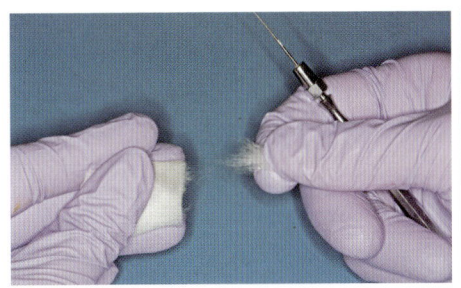

❷つまみとった綿花を三角形に整える．

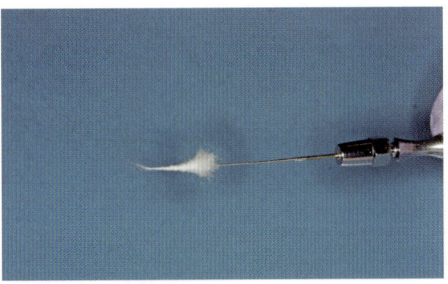

❺完成した綿栓（根管の太さ・長さ，乾燥用，貼薬用で形状は異なる）．

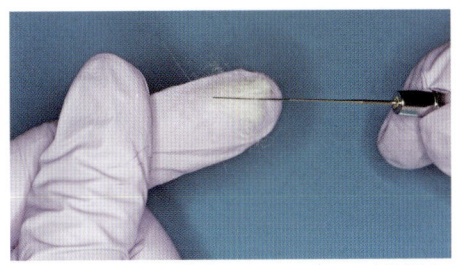

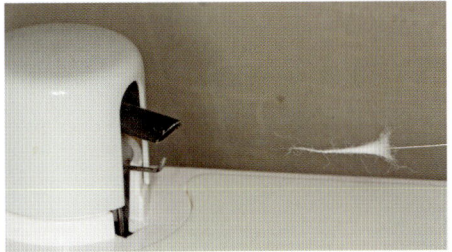

❸三角形に整えた綿花の上に，ブローチ先端をのせる．

❻完成した綿栓を火炎で一瞬あぶり，余剰部分を焼却する．

⑨ 根管貼薬　根管貼薬剤を，症状により使い分ける．

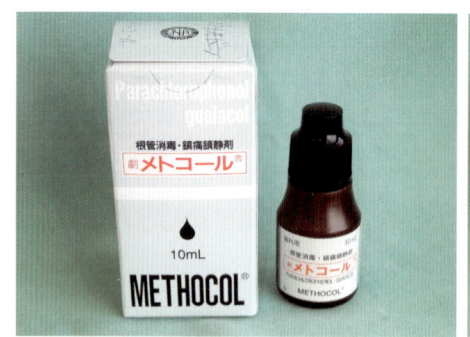

メトコール

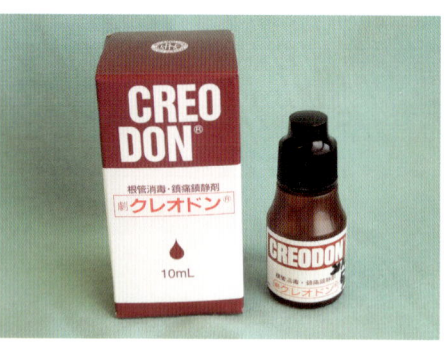

クレオドン

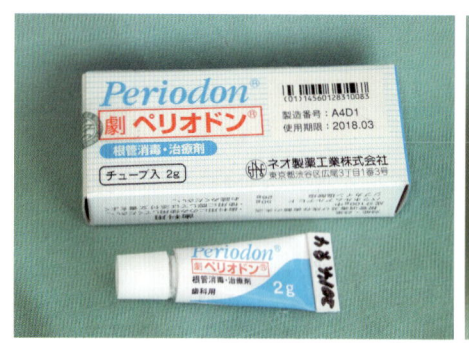

ペリオドン

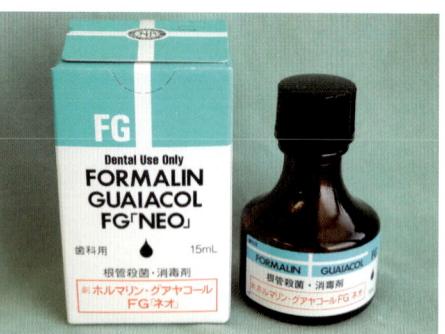

FG（ホルマリン・グアヤコール）

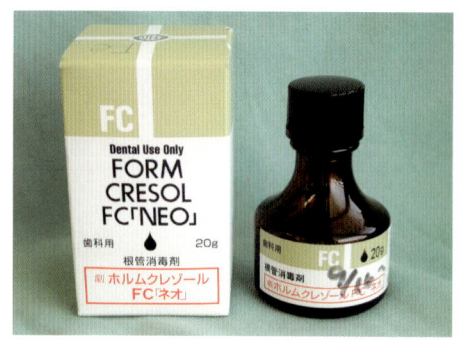

FC（ホルムクレゾール）

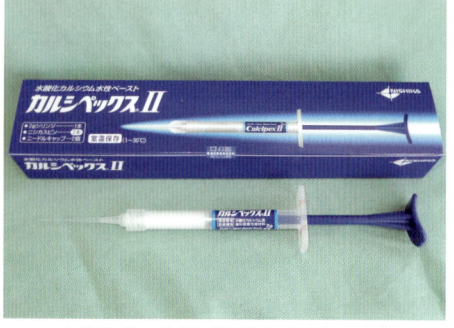

カルシペックス（水酸化カルシウム）

10 仮　　封

■仮封に用いるセメント類

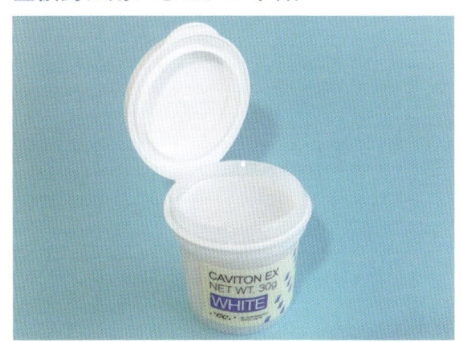

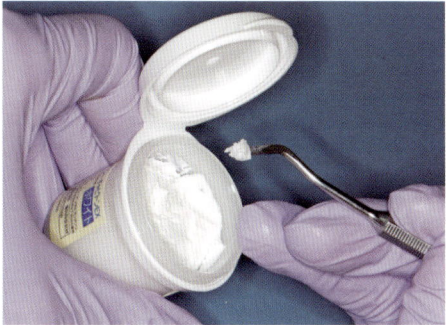

水硬性セメント（石膏系）
半練りタイプの仮封剤で，そのまま使用する．
口腔内の水分により硬化する．

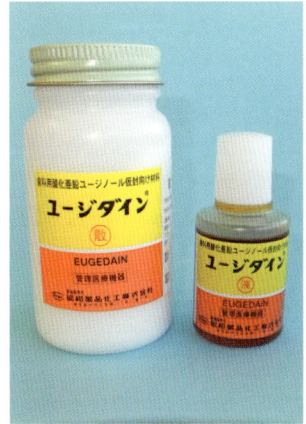

酸化亜鉛ユージノールセメント
（EZ）

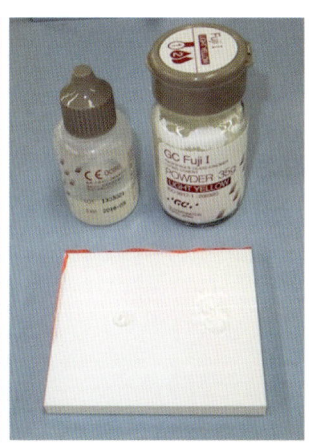

グラスアイオノマーセメント

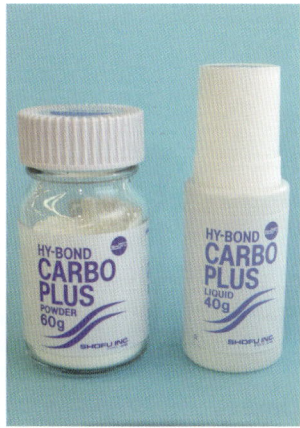

カルボキシレートセメント

■仮封用のセメント練和

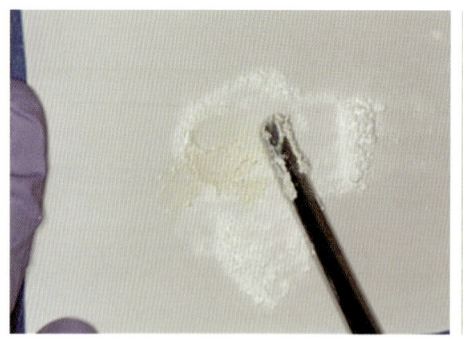

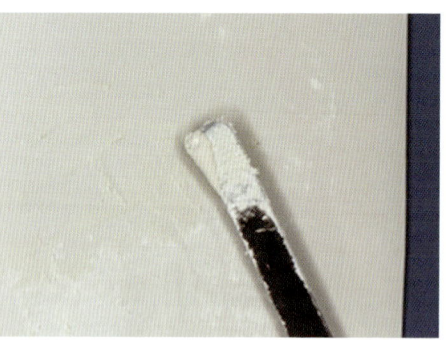

セメントは，仮封用ではないので，液を1滴出し，粉末を練り込み，硬めに仕上げる．

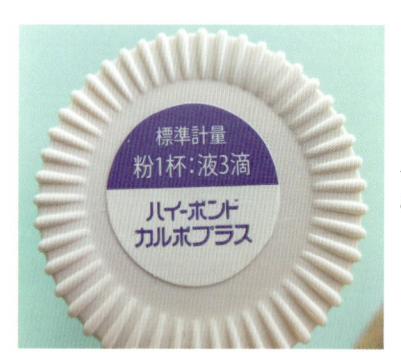

セメントの蓋などに記載してある標準粉液比は，合着用である．液を減らすか，粉を増やして硬く練る．

■2重仮封　2種類の仮封剤を併用して，より確実な封鎖を行う．

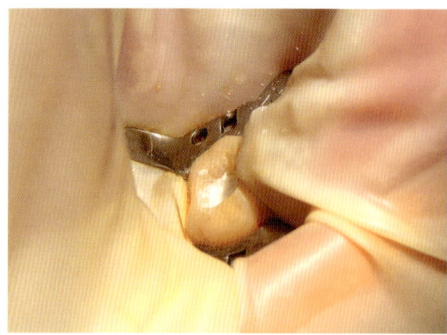

❶下層に水硬性セメントを充塡する．
上層のセメントの厚みが，2〜3 mm以上になるように注意する．

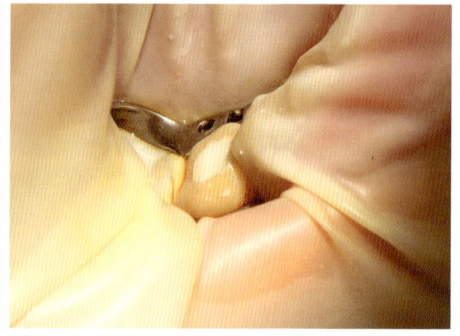

❷上層にグラスアイオノマーセメントを充塡する．硬いセメントで，咬合力にある程度耐えられるようにする．ラバーダムを除去したあと，必ず咬合をチェックする．

根管充塡

■ 根管充塡に使用する器具・材料

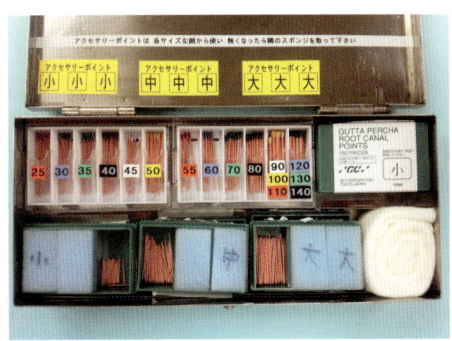

根管充塡用ガッタパーチャポイント
 上段：メインポイント
 下段：アクセサリーポイント

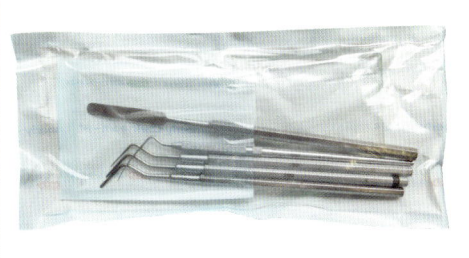

根管充塡用器具のセット（滅菌パック済み）

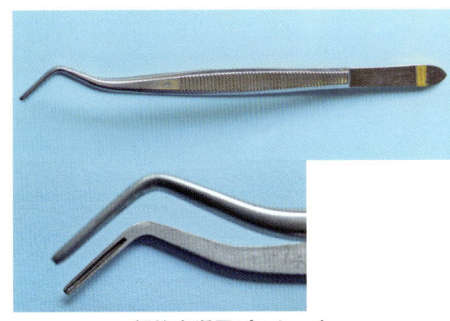

根管充塡用ピンセット
　根管充塡用ポイントを把持しやすいように，先端に溝がついている．

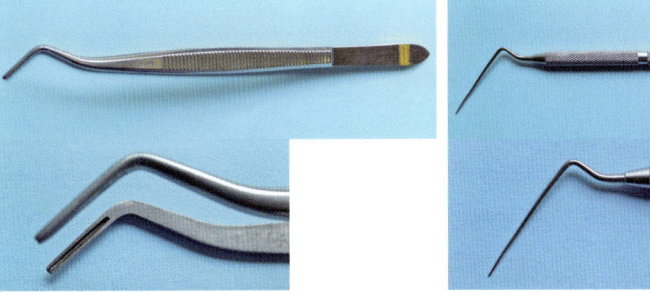

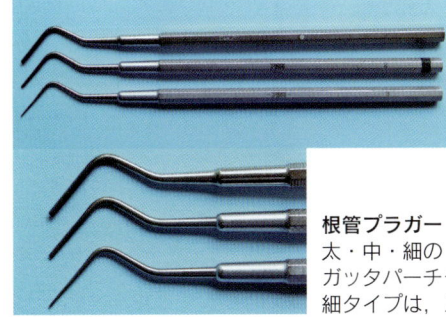

スプレッダー

根管プラガー
　太・中・細の3本組み
　ガッタパーチャポイントを焼き切り，根尖方向に加圧する．
　細タイプは，スプレッダーと間違えやすいので注意！

■根管用セメント（シーラー）

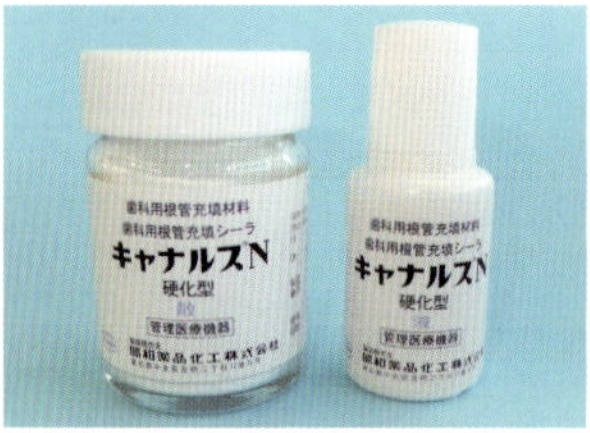

キャナルス N
（粉液タイプ）

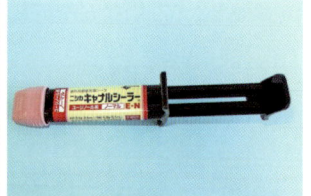

キャナルシーラー
（ペーストタイプ）

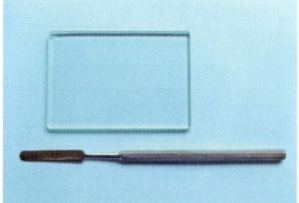

シーラー練和用のガラス練板と
セメントスパチュラ

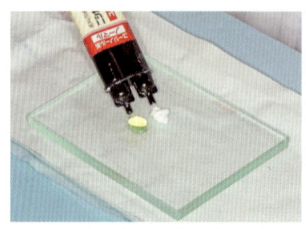

❶ペーストを，根管数に合わせて適量出す．

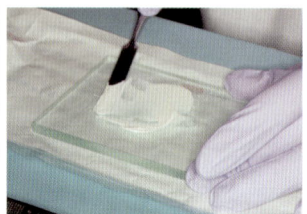

❷ペーストを，色が均一になるまで練和する．

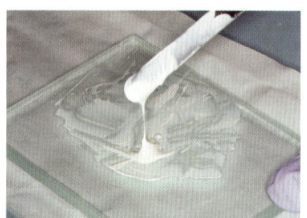

❸標準的な稠度になる．

■側方加圧根管充填法のステップ

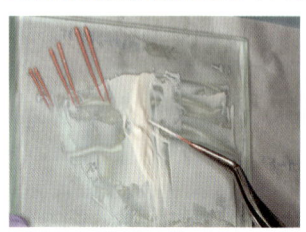

❶メインポイントに，シーラーをまんべんなくつける．

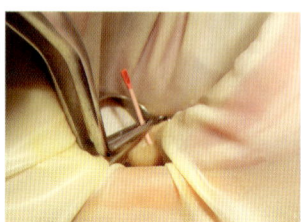

❷根管に，作業長まで挿入する．

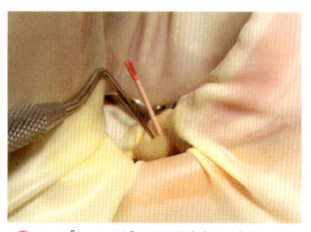

❸スプレッダーで側方に加圧する．

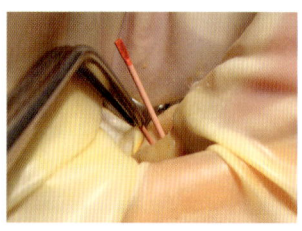

❹アクセサリーポイントにシーラーをつけて，挿入する．

※根管にアクセサリーポイントが入らなくなるまで，このステップを繰り返す．
※スプレッダーと根管充填用ピンセットを，交互に術者に受け渡す．このとき，毎回アルコールワッテで拭掃すると良い．

細菌培養検査

感染根管治療により根管内がきれいになったか，細菌培養検査を行い，判断する．

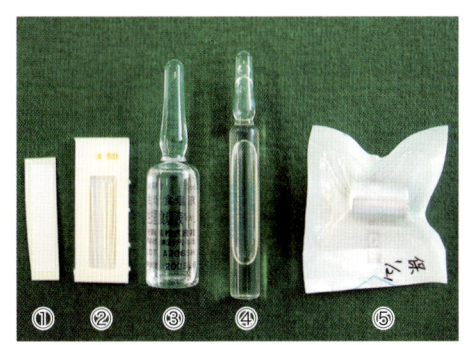

①シール
②ペーパーポイント
　（最終拡大号数または1サイズ小さい号数）
③滅菌生理食塩水
④プラディア（培地）
⑤アルミキャップ

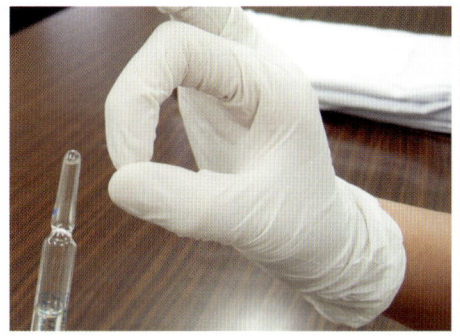

❶アンプルを折る前に，指で弾いて，液体を下に落とす．

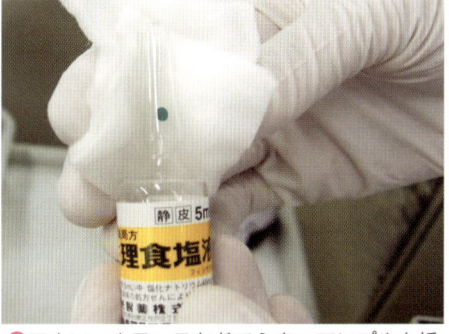

❷アルコールワッテなどでふき．アンプルを折る

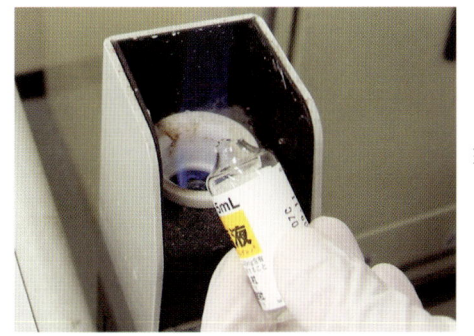

❸アンプルの口を，火炎で1～2秒間滅菌する．

※プラディア培地や滅菌生理食塩水のアンプルは，ガラスなので扱いに注意する．

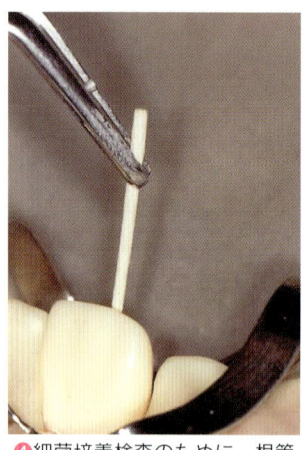

❹細菌培養検査のために，根管内にペーパーポイントを挿入する．

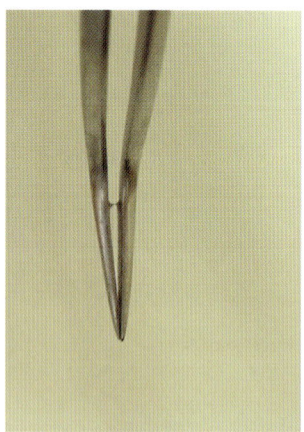

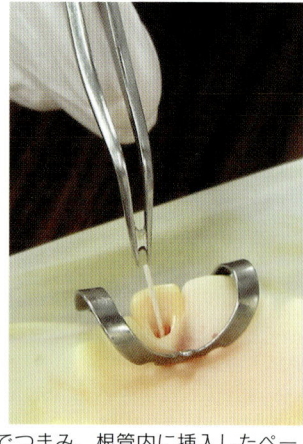

❺滅菌生理食塩水をピンセットでつまみ，根管内に挿入したペーパーポイントにつける．

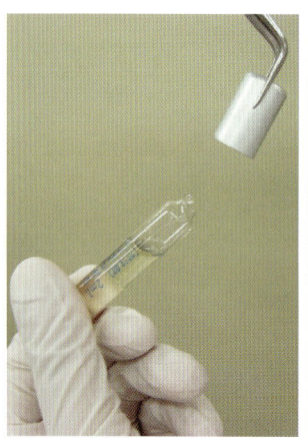

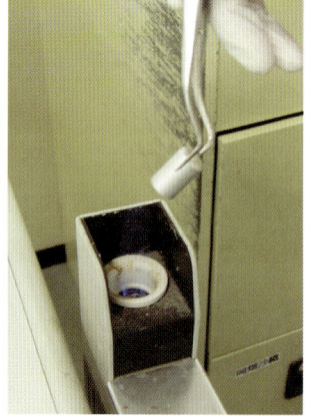

❻根管内に挿入したペーパーポイントを取り出し，プラディア培地に入れてアルミキャップで蓋をする．
雑菌が入らないように，無菌的操作が基本になる．
アルミキャップも直前に火炎滅菌する（1～2秒）．

※37℃恒温器（培養器）中で48時間培養し，培地の混濁したものを，陽性（細菌が残存）と判定する．

歯周治療編

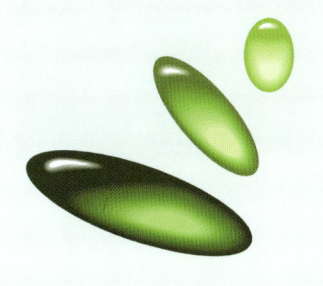

基本セット

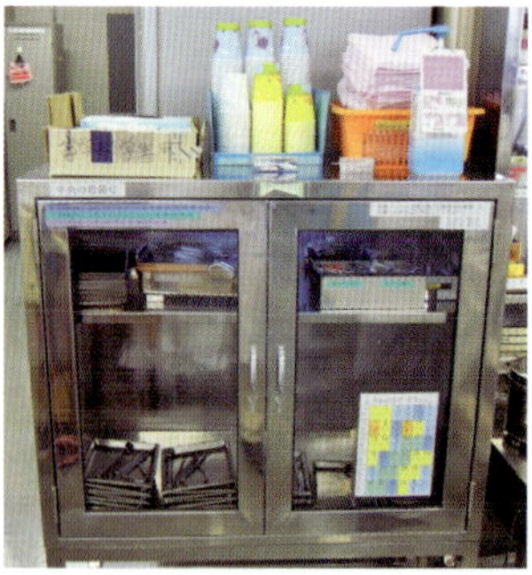

基本セットが置かれた保存科のキャビネット

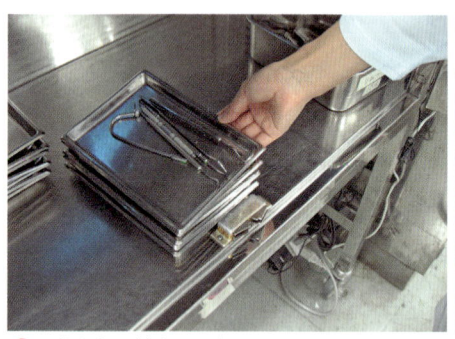

❶下段から，基本セットの入ったバットを取り出す．

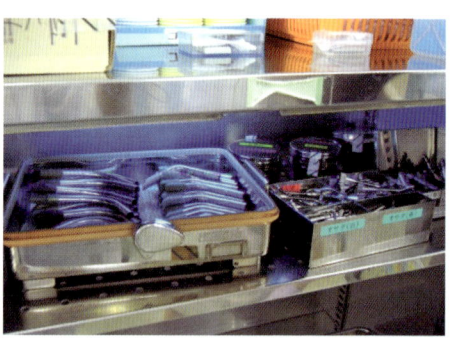

上段には，バキュームチップとスリーウェイシリンジが置かれている．

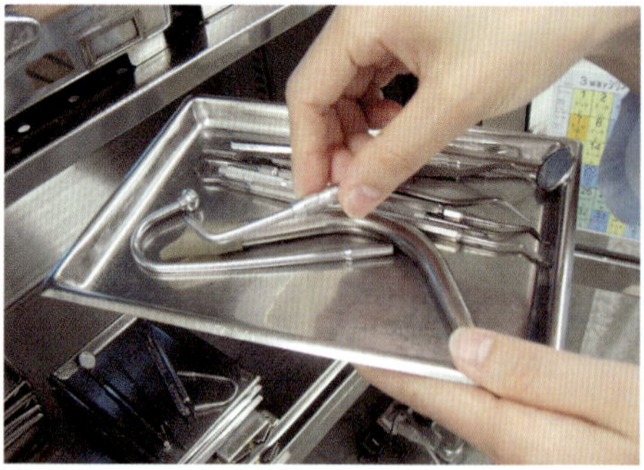

❷上段から，使用ユニットに合ったバキュームチップとスリーウェイシリンジを取り出す．取り出したバキュームチップとスリーウェイシリンジは，バットの中に入れる．

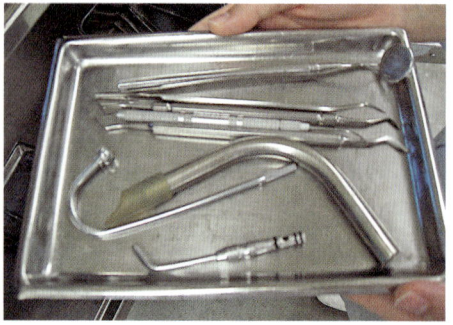

❸基本セットを準備したあと，さらに必要な器具をバット内に追加する．

器材の返却

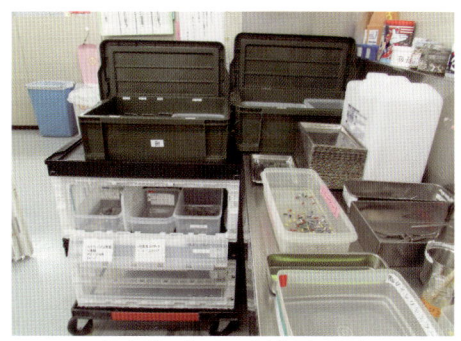

保存科における器材返却場所

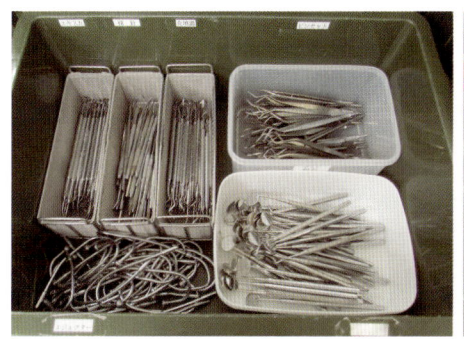

基本セットの器具は，分別して返却する．

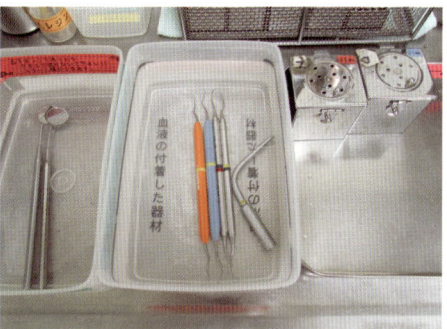

手用スケーラーや外科器材など，血液の付着した器具は，血液溶解剤の入った手前のタッパーに入れる．

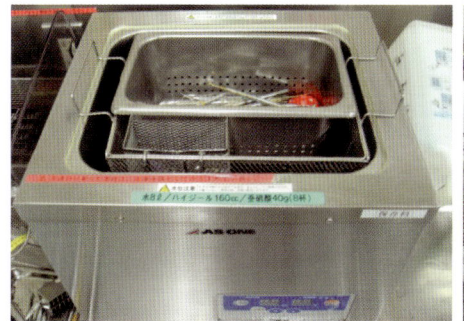

超音波スケーラーチップ，エンドゲージ，歯周プローブ，レジン充填器などは，超音波洗浄機の中に返却する．

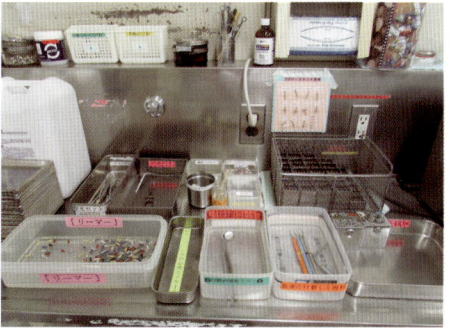

その他の器具は，所定の位置に返却する．

超音波スケーラーと手用スケーラー

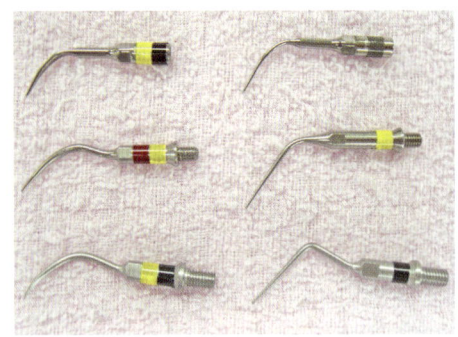

超音波スケーラーに使用するチップ

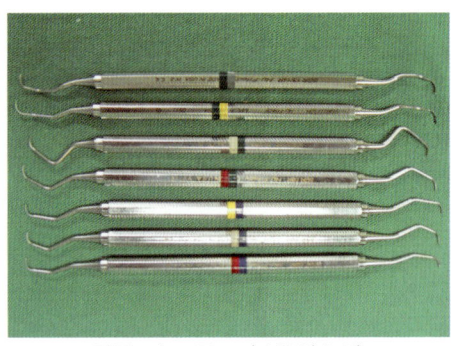

手用スケーラー（オリジナル）

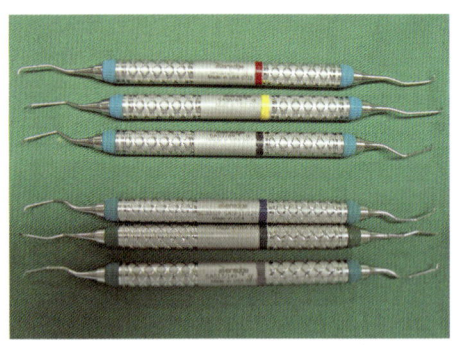

手用スケーラー（ミニファイブ）

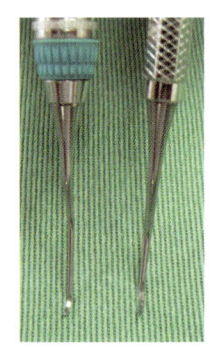

オリジナル（右）とミニファイブ（左）の第一シャンクとカッティングエッジの長さの違い

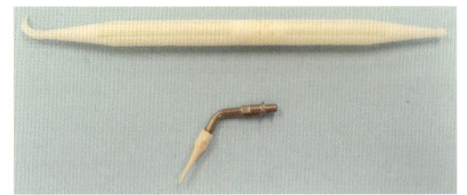

インプラント用の手用プラスチックスケーラー（上）とプラスチック製の超音波スケーラーチップ（下）

および特殊な歯周プローブ

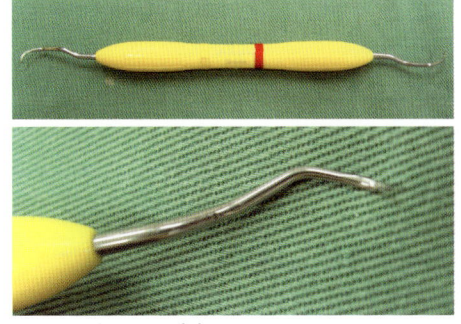

おもに，臼歯部に用いるシンテッテ
#13-14のシャンクに，両刃のカッティングエッジを備えている．

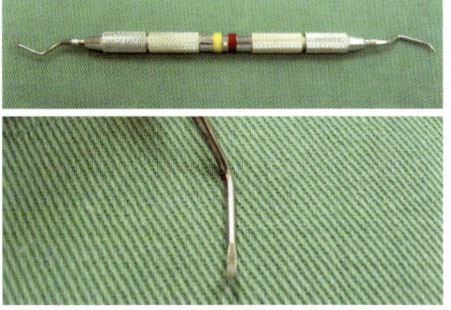

ユニバーサルスケーラー
カッティングエッジが両刃である．

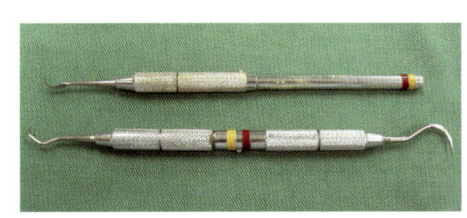

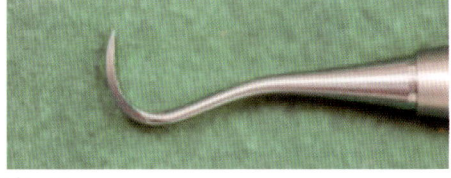

シックルスケーラー
ポピュラー(上)とターナー・ジャケット(下)

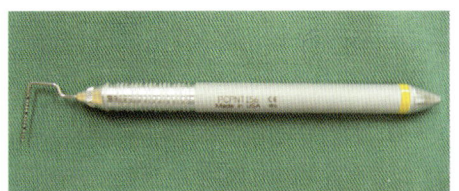

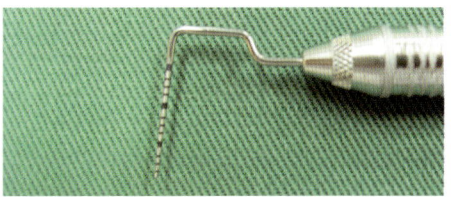

最後方臼歯遠心などに用いるノバテックプローブ
奥まで届きやすいように，独特の形状をしている．

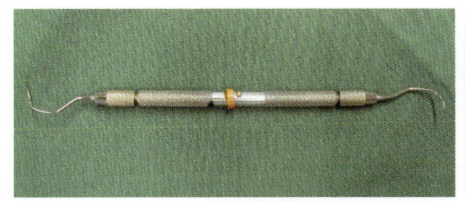

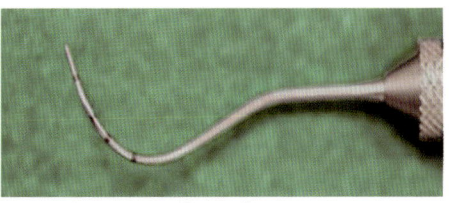

根分岐部病変の診査に用いるファーケーションプローブ

PMTC に用いる器具

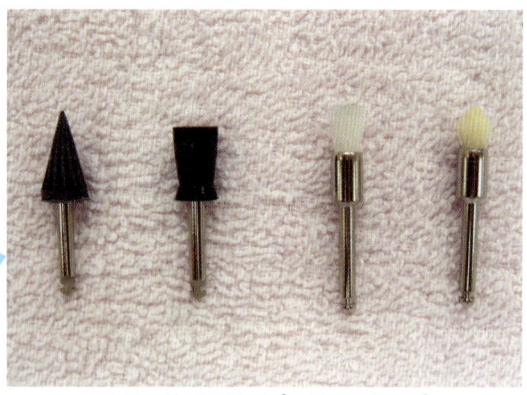

左から，ラバーチップ，ラバーカップ，
ロビンソンブラシ，アクセルソンブラシ

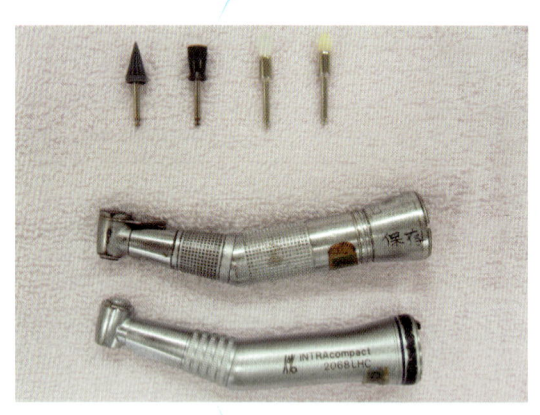

PMTC に用いる器具

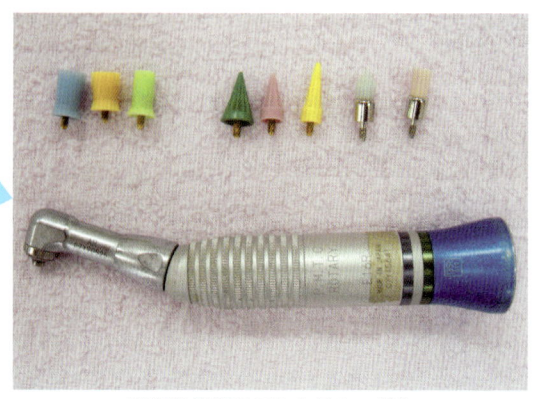

PMTC 専用のコントラヘッドと
使用するブラシ，チップ類

歯垢染め出し剤

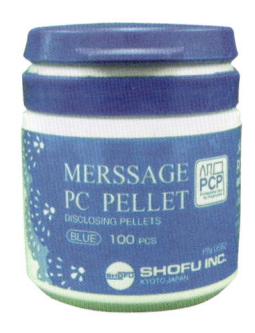

保存科で使用している歯垢染め出し剤

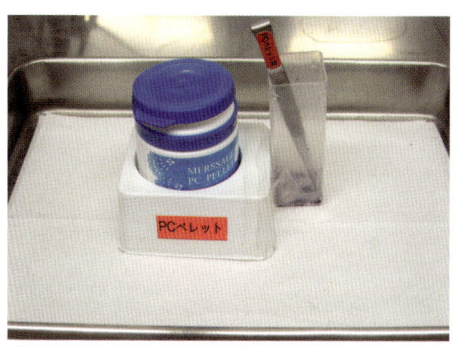

❶染め出し剤は，周囲を汚さないように，決められた場所で取り出す．

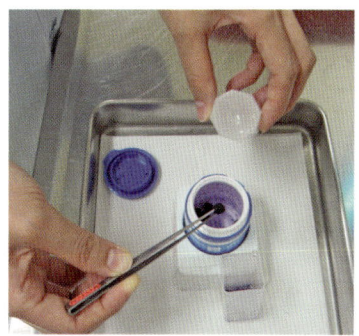

❷染め出し剤のペレットを，必要な分量だけ付属のピンセットでつかむ．

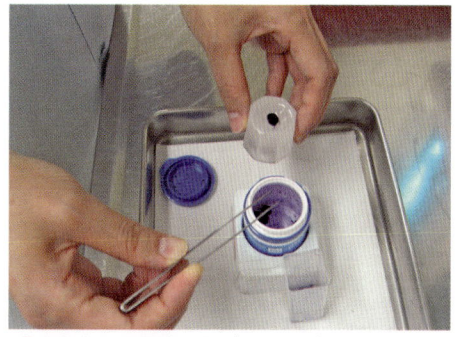

❸あらかじめ用意したダッペングラスにペレットを入れて，ユニットまで持っていく．

超音波チップやコントラ用器具の着脱

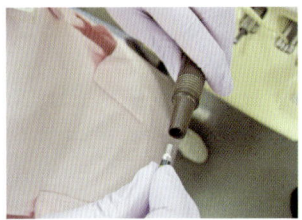

❶超音波スケーラーにチップを合わせる.

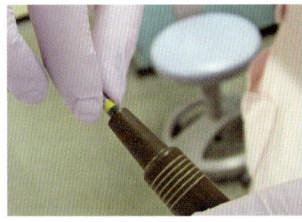

❷時計回りに数回回転させて，ある程度固定する.

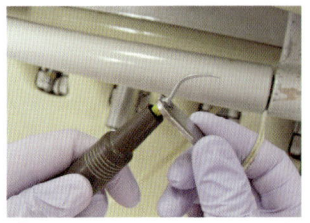

❸その後，レンチで完全に固定する.

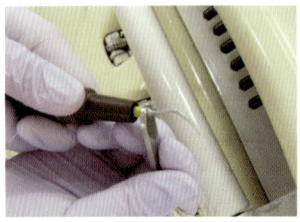

❹はずすときは，レンチを用いて，チップを反時計回りに回転させる.

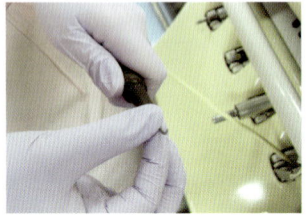

❺チップをゆるめたら，手で反時計回りに回す.

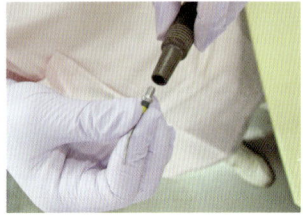

❻数回回転させて，チップをはずす.

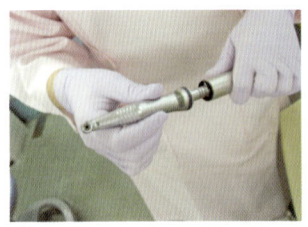

❼コントラヘッドを，コントラに差し込む.

❽カチッとはまるまで，回転させながら差し込む.

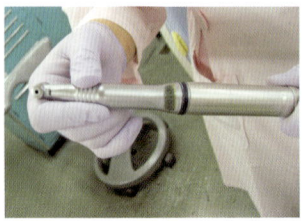

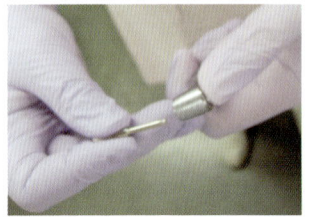

❾コントラヘッドのスイッチを押しながら，バーやブラシ，カップなどをセットする.

❿カチッとはまるところまで，回転させて挿入する.

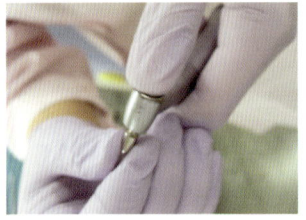

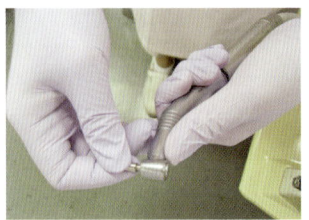

⓫セット後，ブラシやカップが抜けてこないか，確認する.

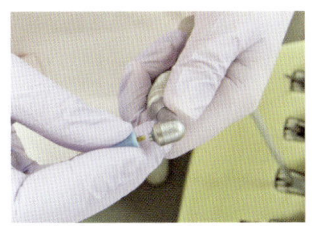

⑫PMTC 専用の器具（カップやチップなど）を用いるときは，PMTC 専用のコントラヘッドを装着後，時計回りに回しながらセットする．

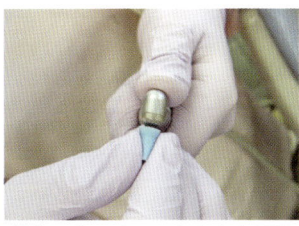

⑬奥に入るまで，きちんと最後まで回転させてセットする．

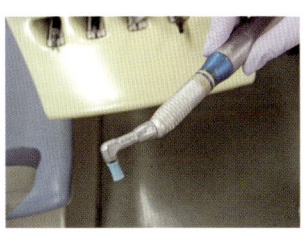

⑭奥までカップが入り，セットが完了した状態

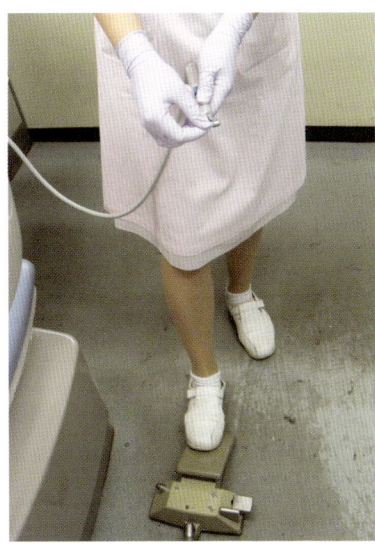

⑮セット後，抜けてこないか確認する．

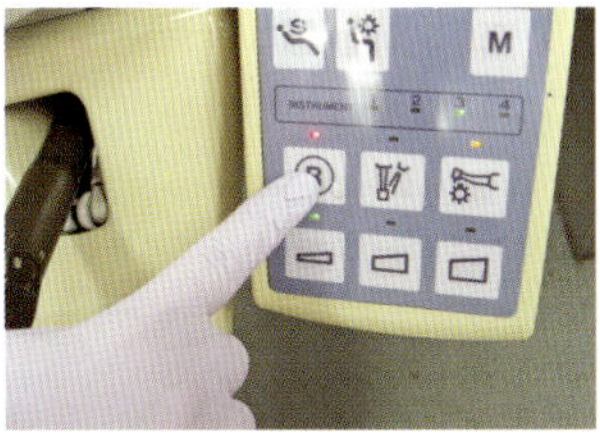

⑯使用後，器具を外すときは，まずコントラヘッドを反時計回りのモードにする．

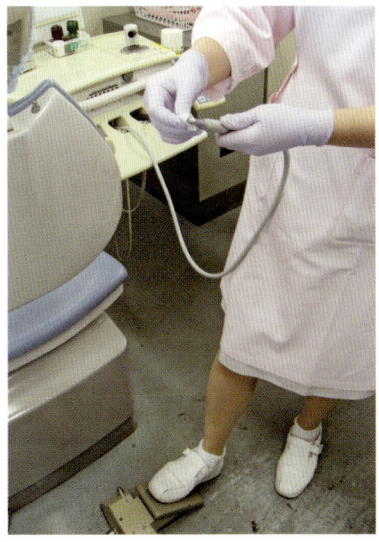

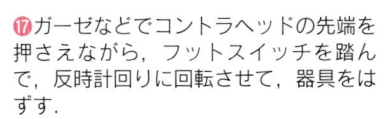

⑰ガーゼなどでコントラヘッドの先端を押さえながら，フットスイッチを踏んで，反時計回りに回転させて，器具をはずす．

表面麻酔

保存科外来で，おもに用いられているジンジカインゲル

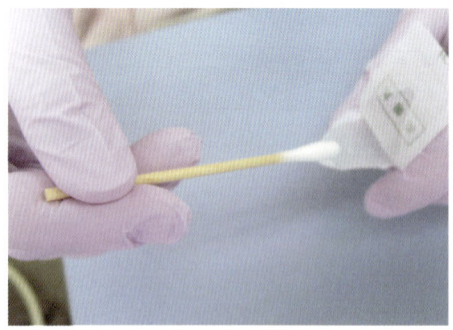

❶ 滅菌綿棒を袋から取り出す．

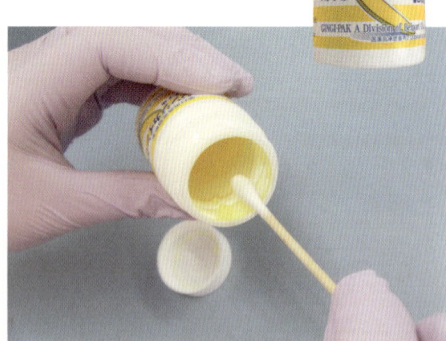

❷ 表面麻酔剤をすくい取る．

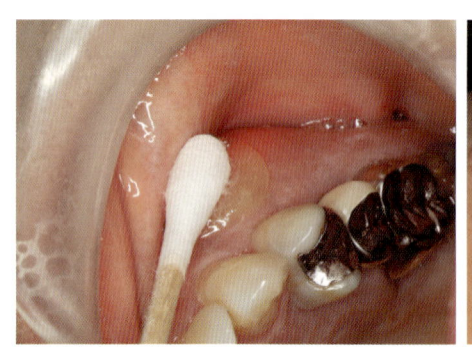

❸ 表面麻酔を行う部位を乾燥させてから，表面麻酔剤を塗布する．

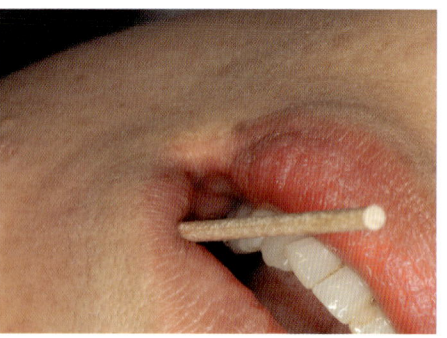

❹ 数分間そのまま放置する．

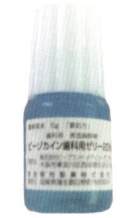

ビーゾカイン・ゼリー

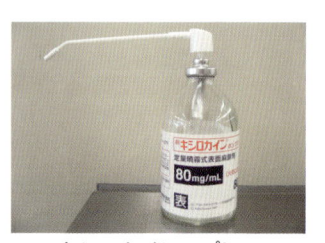

キシロカインスプレー

浸潤麻酔

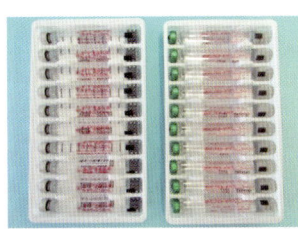

保存科で使用されている，オーラ注と，シタネスト-オクタプレシンの歯科用カートリッジ

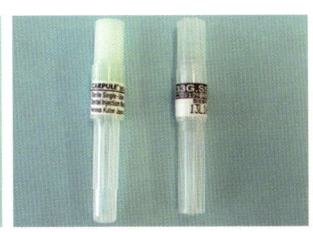

注射針
左：カルプーレ（30 G ショート）
右：ニプロジェクト（33 G.SS）
おもに 30 G を用いる．

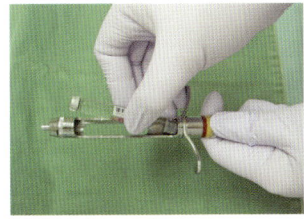

❶カートリッジ注射器に，歯科用カートリッジを装塡する．

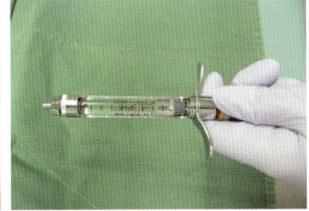

❷歯科用カートリッジを装塡した様子

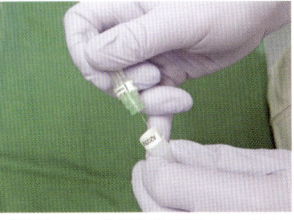

❸続いて，注射針の紙シールを逆方向にねじって破り，キャップをまっすぐにはずす．

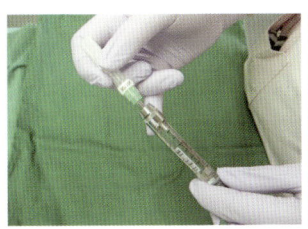

❹歯科用カートリッジを指で固定しながら，カートリッジ注射器に注射針を取りつける．

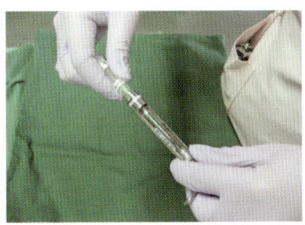

❺注射針をねじりながら，注射用カートリッジにしっかり装着する．

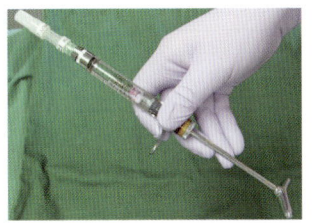

臨床実習では，注射針の取りつけや取りはずしは行わず，準備だけでよい．

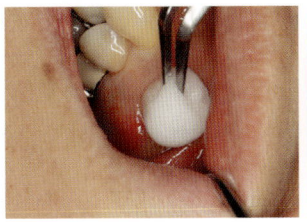

❻浸潤麻酔を行う前に，ハイアミン綿球で患部の消毒を行う．

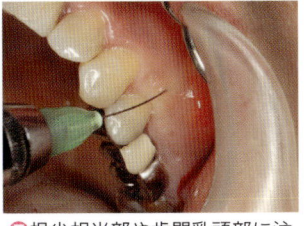

❼根尖相当部や歯間乳頭部に注射針を刺入して，ゆっくり麻酔薬を浸潤させる．漏れた麻酔薬は，バキュームで吸引する．

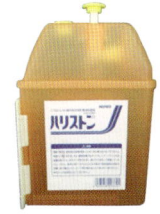

❽使用後の注射針は，専用の処理箱に廃棄する．

暫間固定の手順（ダイレクトボンディング）

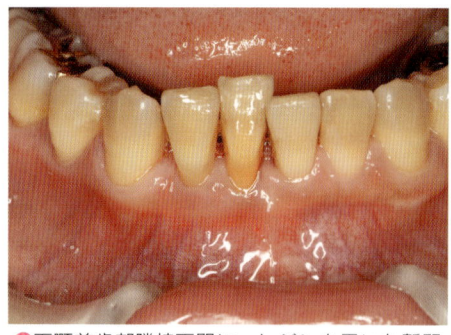

❶下顎前歯部隣接面間に，レジンを用いた暫間固定を行う．

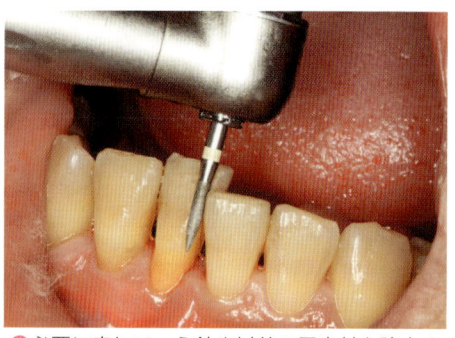

❷必要に応じて，う蝕や以前の固定材を除去する．

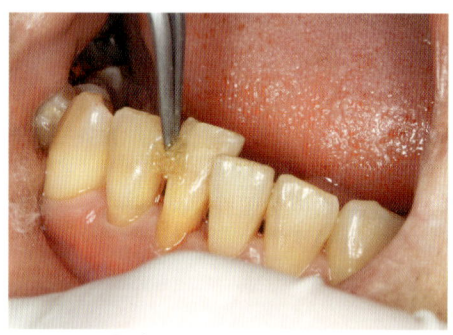

❸プライマーを塗布する．

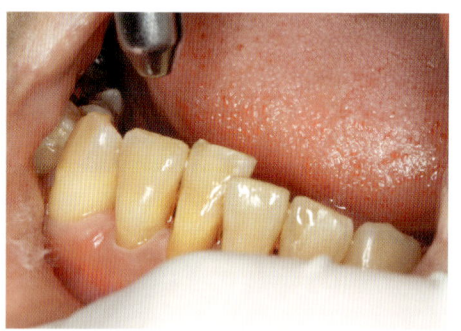

❹エアーをかけて乾燥させる．

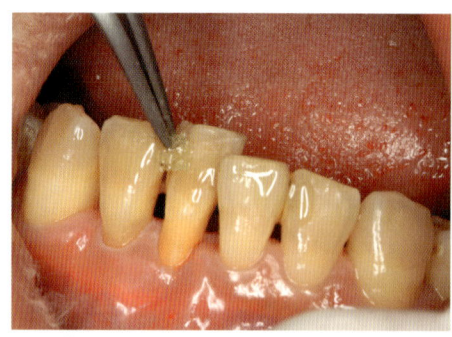

❺続けて，ボンディングを塗布する．

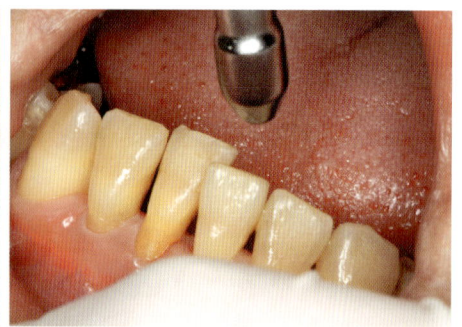

❻ボンディングが均一になるように，マイルドエアーをかける．

❼光照射を行う．

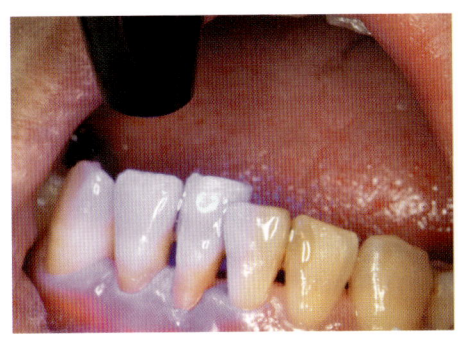

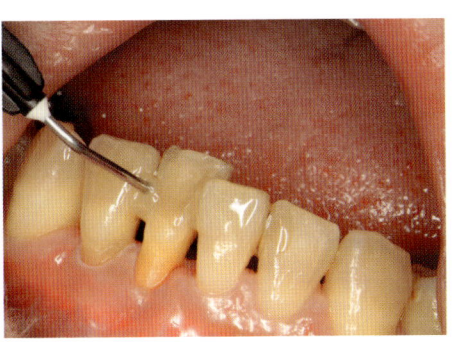

❽フロアブルレジンを，隣接面間に盛る．

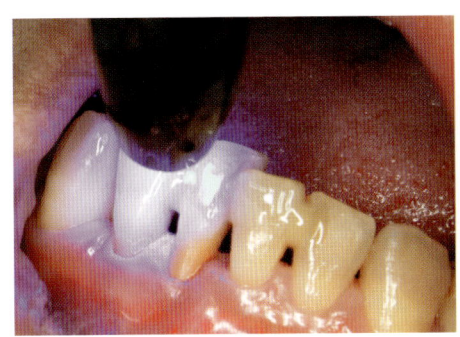

❾形態を整えたあと，光照射を行う．

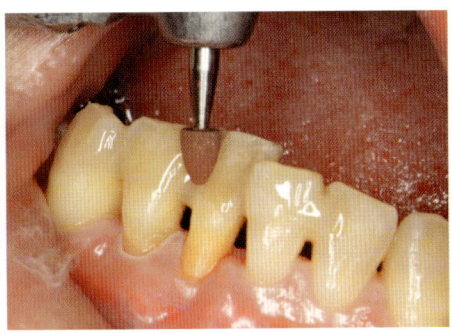

❿必要に応じて，形態修正や研磨を行う．

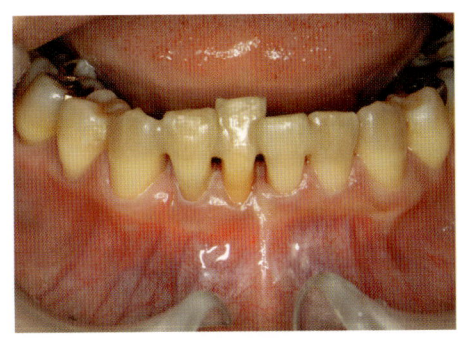

⓫術後の様子

使用器材は「保存修復編」参照

歯周外科器具セット

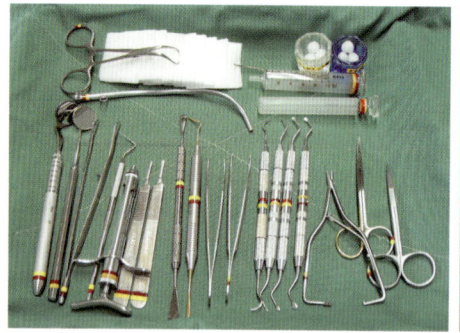

保存科で使用している歯周外科器具セット

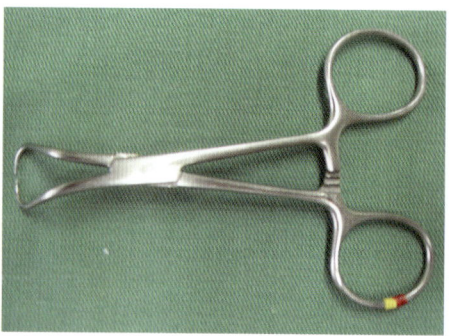

布鉗子

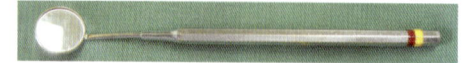

デンタルミラー

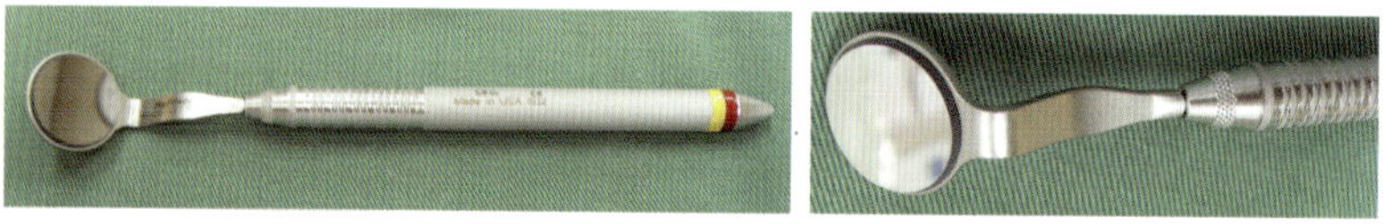

両面ミラー

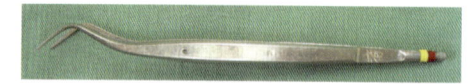

ピンセット

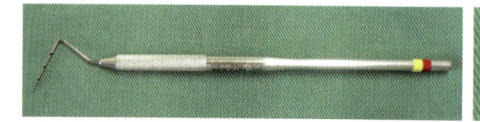

歯周プローブ

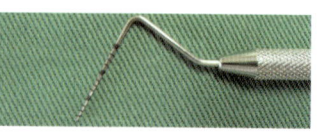

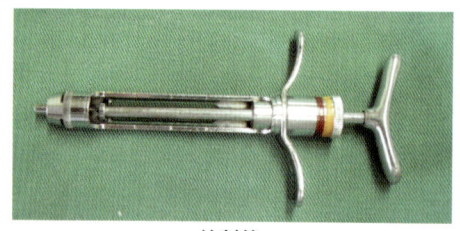

注射筒

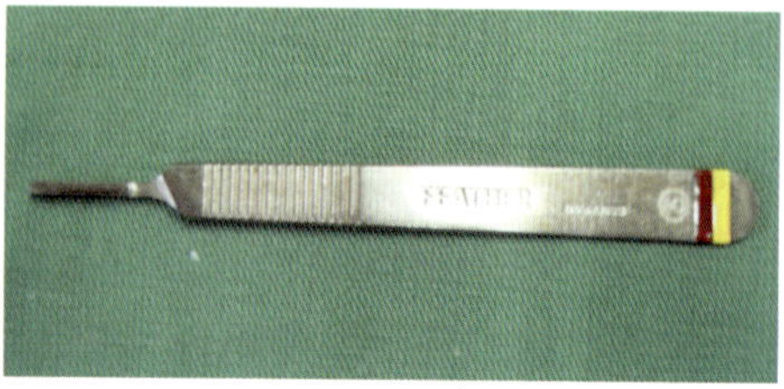

メスホルダー

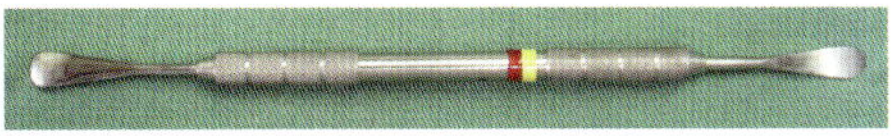

骨膜剥離子（ゴールドマンフォックス） 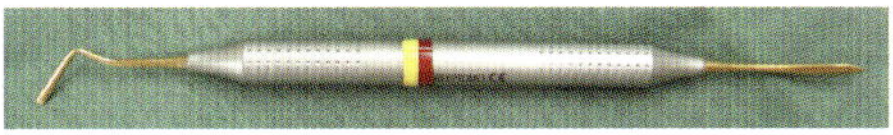　骨膜剥離子（ハーシュフェルト）

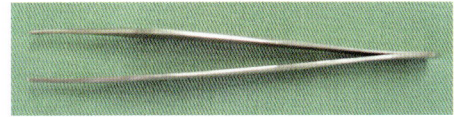

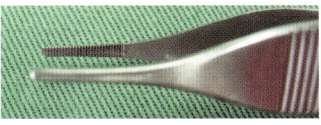

ティッシュプライヤー

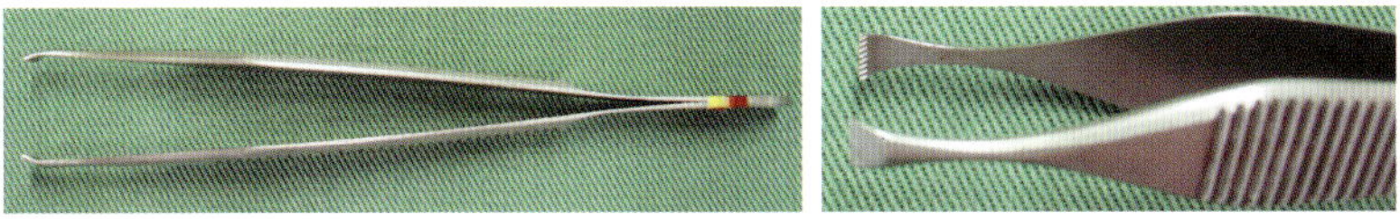

グレーフェのピンセット

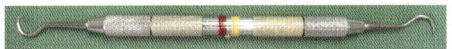

シックルスケーラー（H6/7）

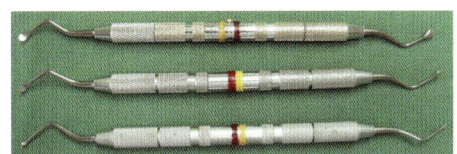

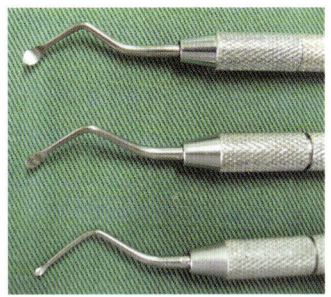

ボーンキュレット

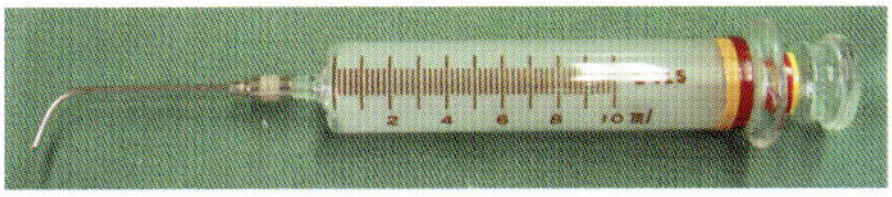

洗浄用シリンジ

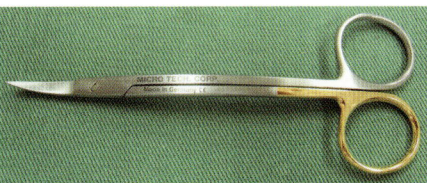

歯肉バサミ

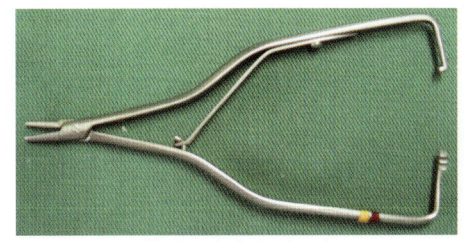

持針器（ボイントン）

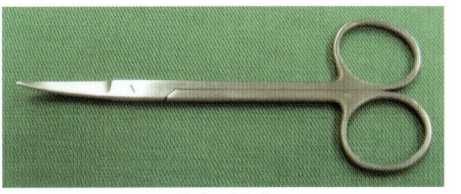

抜糸バサミ

歯槽骨整形や歯槽骨切除に用いる器具

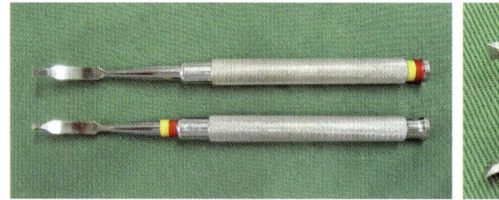

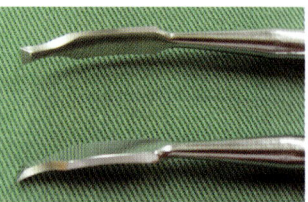

オーシャンビン（オッシェンバイン）のボーンチゼル

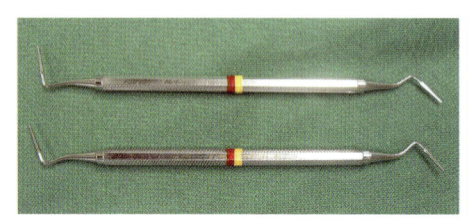

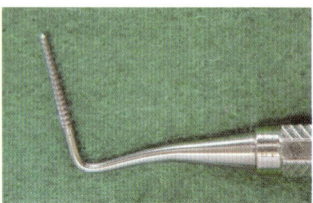

シュガーマンファイル

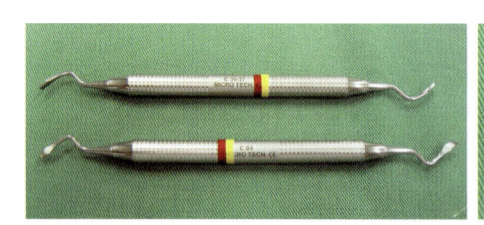

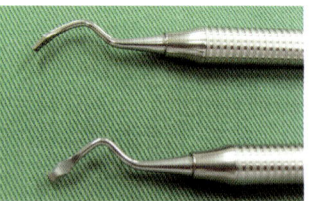

おもに，臼歯部付近の歯槽骨整形に用いるロードスのチゼル

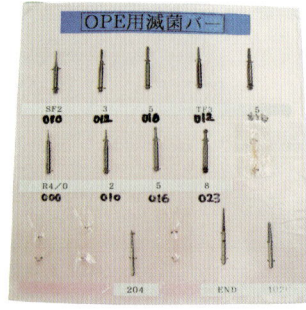

保存科で用意されている手術用の滅菌バー

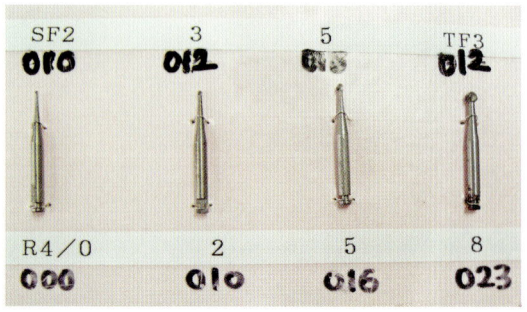

さまざまなバーのなかでも，ラウンドバーを用いることが多い．

特殊な外科器具

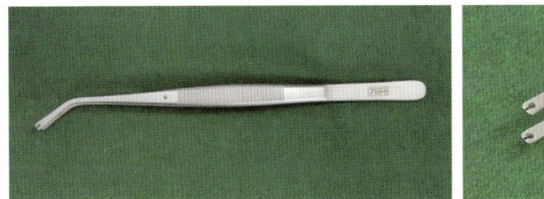

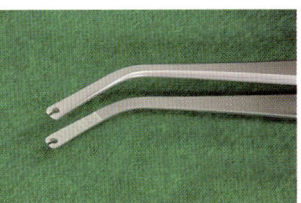

コーンのプライヤー

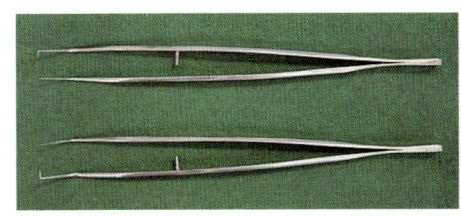

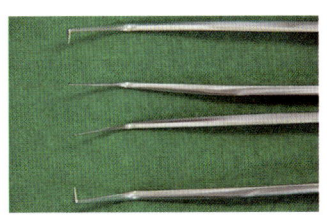

クレン・カプランのポケットマーカー

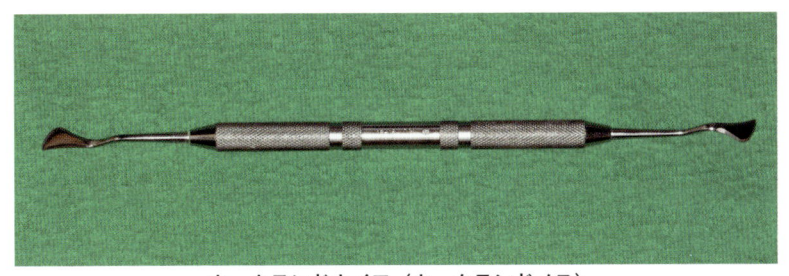

カークランドナイフ（カークランドメス）

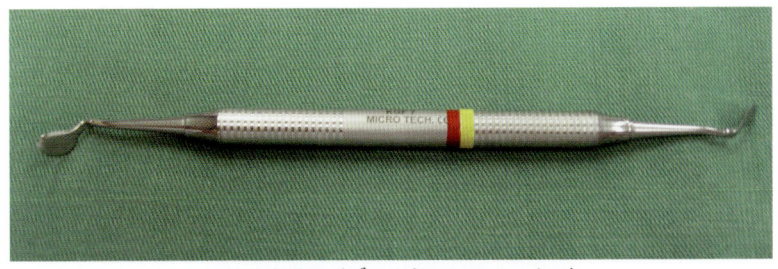

ペリオナイフ（ゴールドマンフォックス）

その他の外科器具

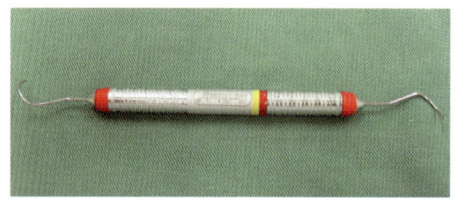

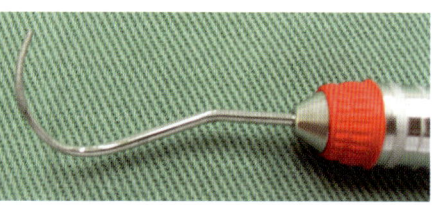

ファイルスケーラー（分岐部用）

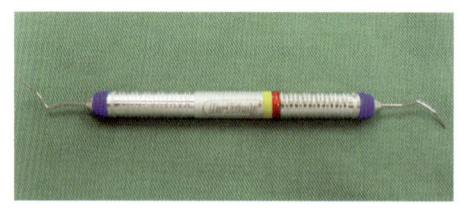

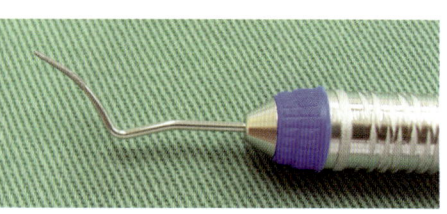

ファイルスケーラー（近遠心用）

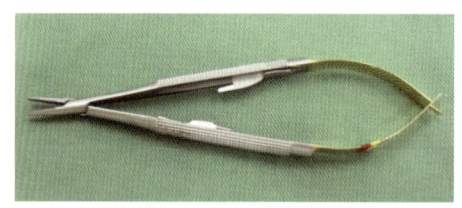

持針器（カストロビージョ）

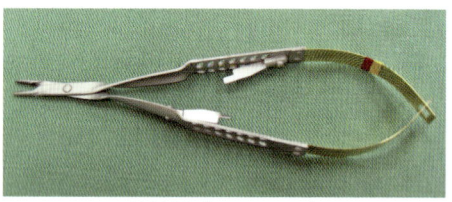

持針器（ラッシャル）

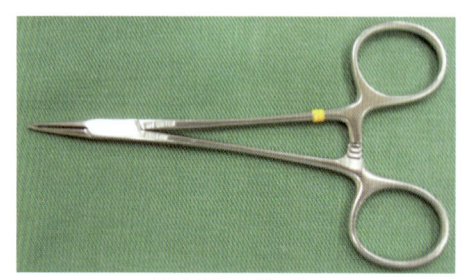

持針器 ヘガール

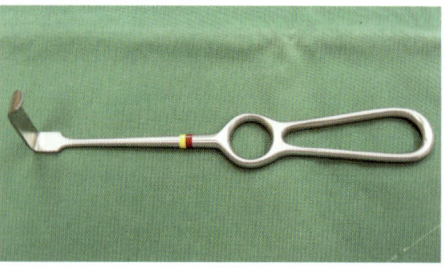

L字鉤

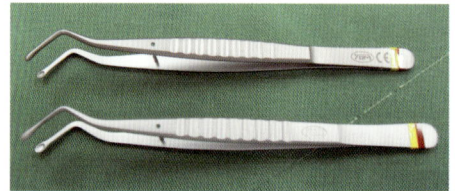

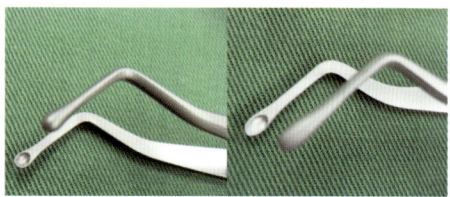

鋭匙ピンセット

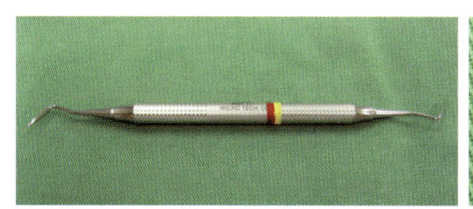

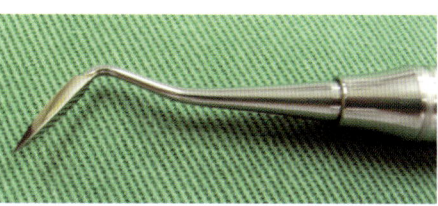

ペリオナイフ（オーバン）

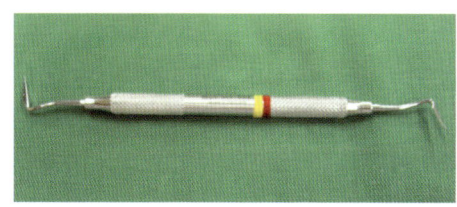

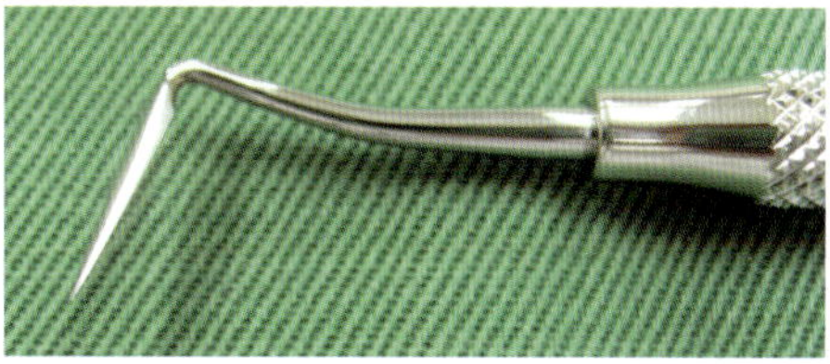

バックナイフ

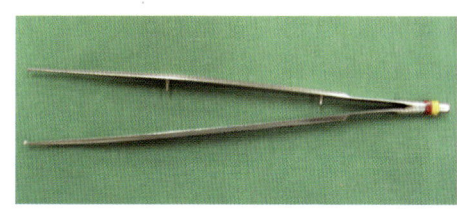

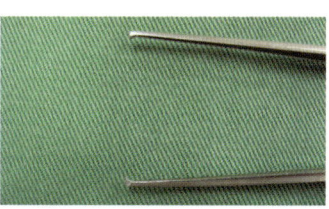

有鈎ピンセット

有鈎

無鈎

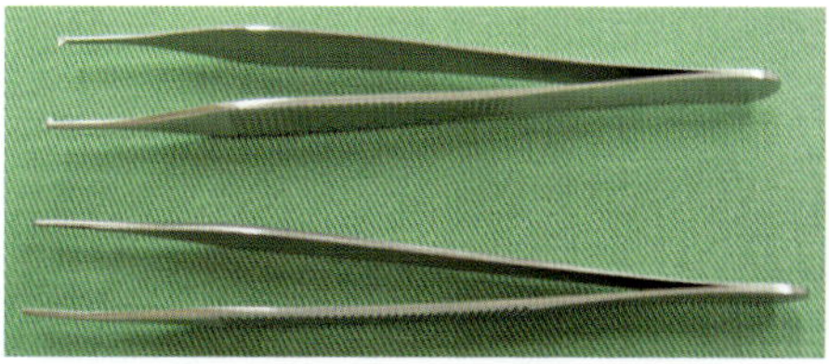

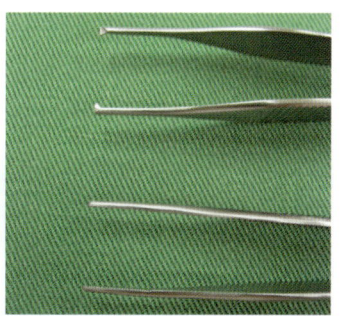

ティッシュプライヤー（有鈎，無鈎）

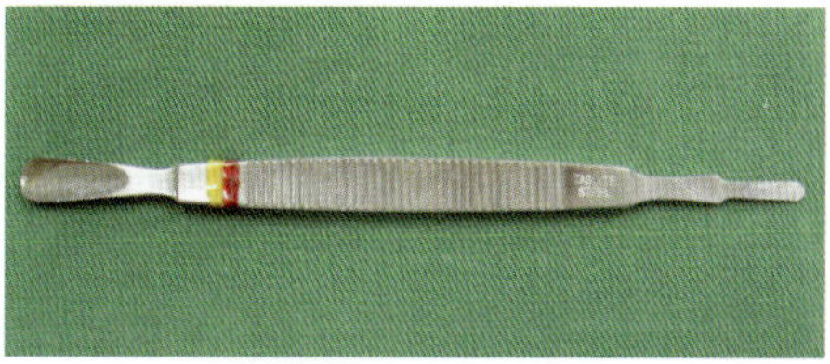

骨膜剥離子（ヤマウラ）

歯周外科処置の器材準備

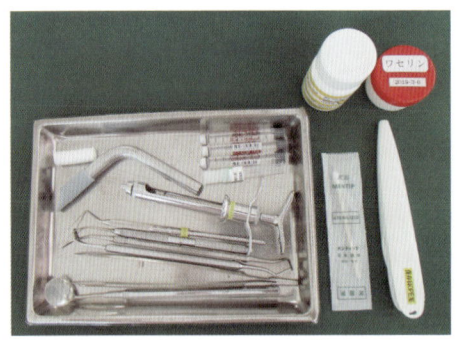

術前のユニットの準備
基本セット，ポケット探針，カートリッジ注射器，歯科用カートリッジ，表面麻酔，ワセリン，滅菌綿棒，体温計，ロールワッテ，注射針

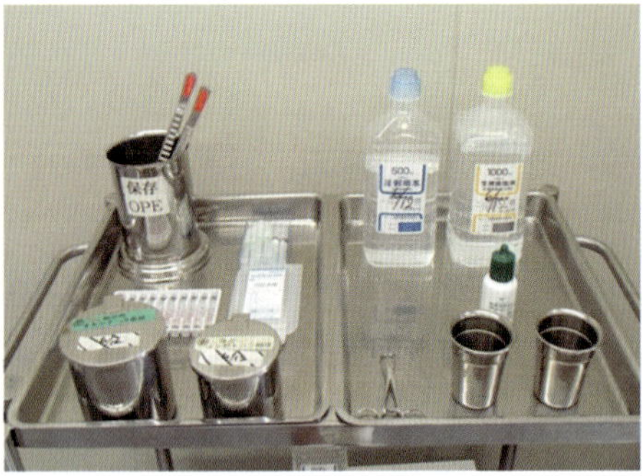

手術室のワゴン上の準備
せっし立て（せっし2本），注射針，歯科用カートリッジ，アルコールワッテ，オキシドール綿球，ハイアミン綿球，注射用水，生理食塩水，ネオステリングリーン，布鉗子，滅菌コップ

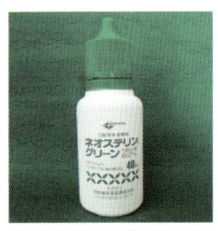

患者には，術前にネオステリングリーンで含嗽してもらう．

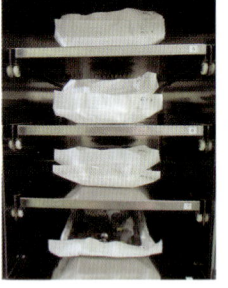

歯周外科器具セット
滅菌後，手術室の棚に保管する．

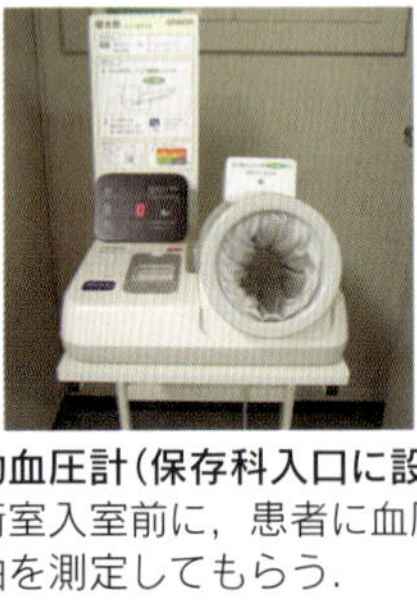

自動血圧計（保存科入口に設置）
手術室入室前に，患者に血圧と脈拍を測定してもらう．

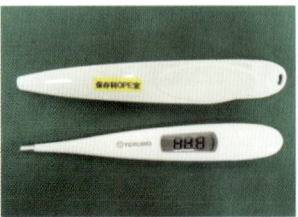

手術室入室後，患者の体温測定を行う．

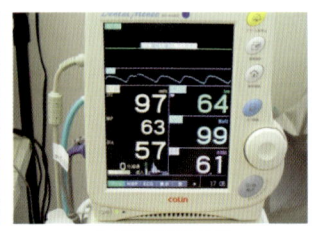

生体情報モニタ
手術中の血圧，脈拍，酸素飽和度を測定する．手術中は，患者の顔にドレープをかけるため，顔色や表情が見えないので，状態を把握するうえでモニタリングが必要になる．

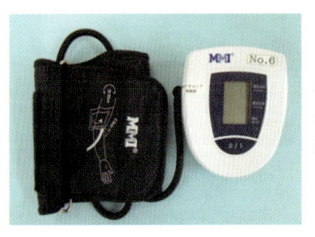

デジタル自動血圧計
診療時の浸潤麻酔前や，患者の急変時に測定できるように，保存科外来ではユニットに計8台が設置されている．

手洗い

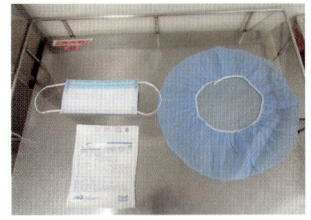

❶サージキャップ，シールド付きマスク，滅菌グローブを用意する．

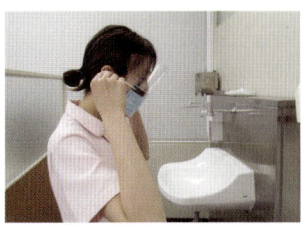

❷まず初めに，シールド付きマスクを着用する．

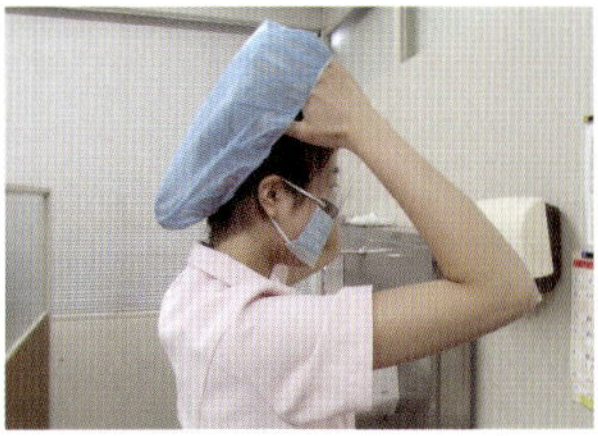

❸続いて，サージキャップを着用する．

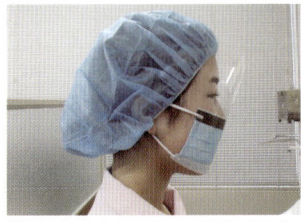

❹耳や，束ねたうしろ髪が完全に覆われるようにする．

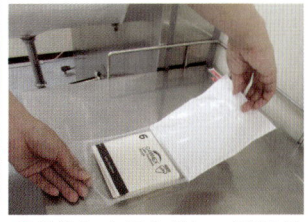

❺手洗いを行う前に，滅菌グローブを開封する．

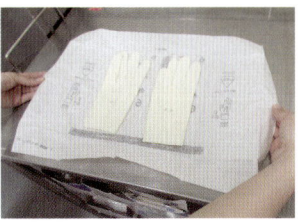

❻グローブに触れないように中の袋を開く．

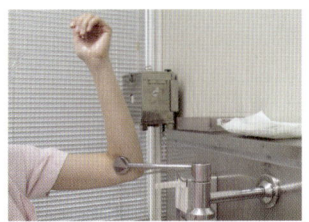

❼続いて，手洗いを開始する．肘でレバー操作を行う．

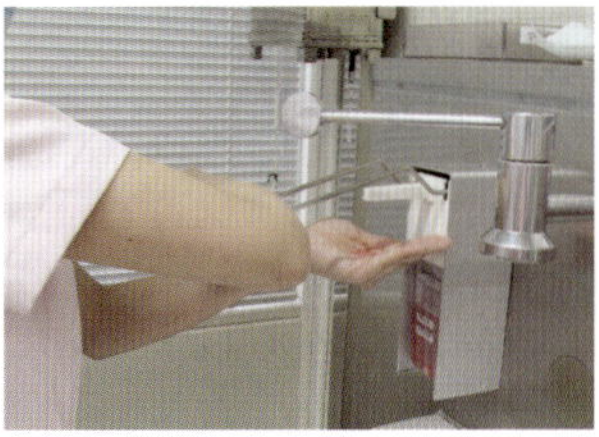

❽手指用殺菌消毒剤を手掌に出す．

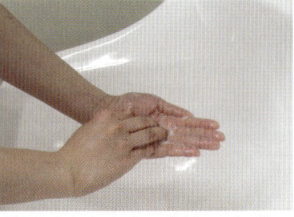

❾指先から左右の指を1本ずつ洗う．

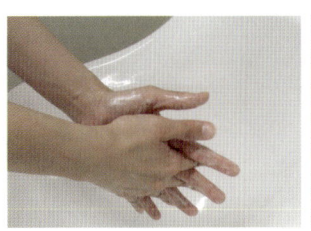

❿続いて，指の間（水かきの部分），手の甲や手首などを洗う．

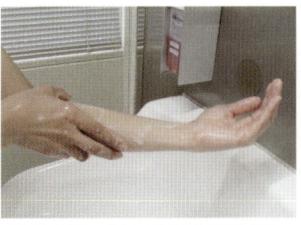

⓫その後，肘上まで手揉み洗いを行う．

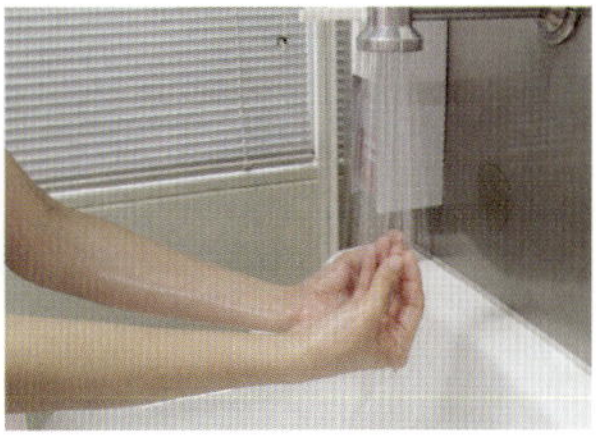

⓬手洗いが終わったら，指先から消毒剤を洗い流す．

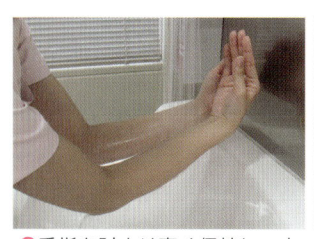

⓭ 手指を肘より高く保持し，水が指先に垂れてこないようにする．

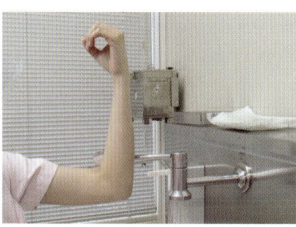

⓮ 水を止め，肘下約 5 cm より指先は清潔な状態を保つ．

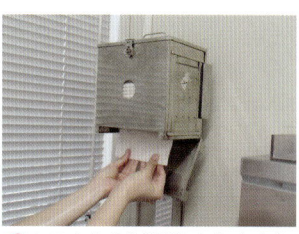

⓯ カストから滅菌済みタオルを取り出す．

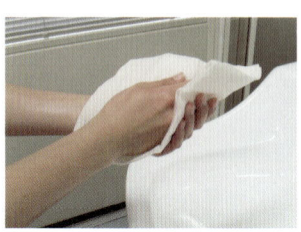

⓰ まず，手掌，手の甲をふく．

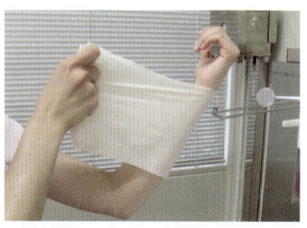

⓱ 続いて，滅菌済みタオルが輪になるように手首にかけ，肘に向かってしごき上げるようにして腕をふく．反対側も同様にふき，タオルの内側の端を離し，外側に向かって下方に引き，タオルをはずす．

手術着の着方

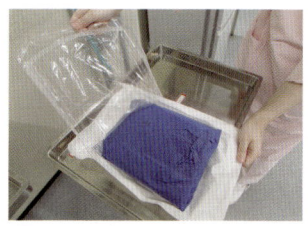

❶手洗いが終了したら，介助者が手術着を開封する．

❷術者が手術着を取り出す．

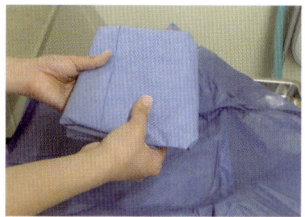

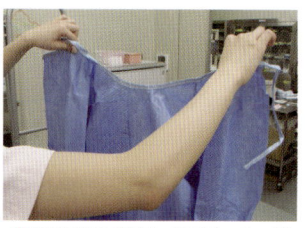

❸手術着の表裏に注意して，手術着を開く．

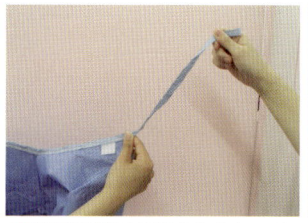

❹術者は襟元の紐をわたし，介助者は術者の手指に触れないように紐の端をつかむ．

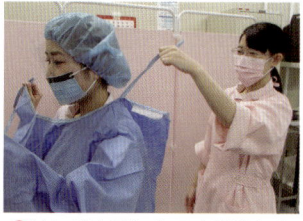

❺袖に腕を通したのを確認しながら，うしろに回る．同様に反対側の腕を通す．

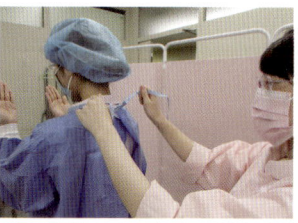

❻手術着を引き寄せて，襟の紐を結ぶ．

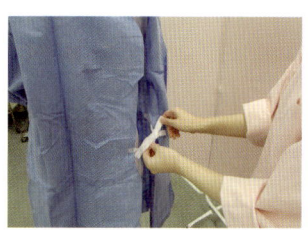

❼手術着内側の腰紐を結ぶ．

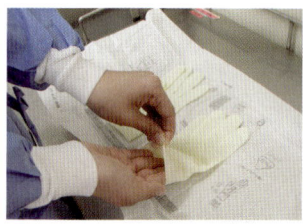

❽続いて，滅菌グローブを装着する．

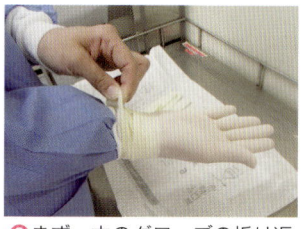

❾まず一方のグローブの折り返し部分をつまむようにして持ち，グローブの表面に触れないようにして，手首のところまで装着する．折り返し部分は，そのままにしておく．

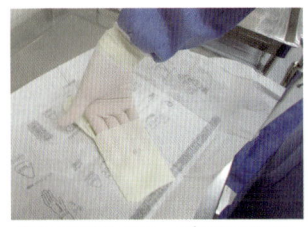

❿ 反対側のグローブの折り返し部分の内側に指先を入れ，すくい上げるように持ち，折り返し部分を離さずに袖口まで装着する．

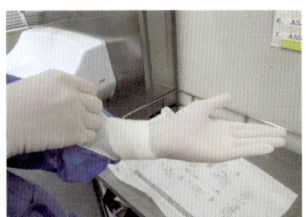

⓫ 両手の装着が終わったら，片側のグローブの折り返し部分の内側に指先を入れ，手術着の袖口を覆うようにグローブを引き上げる．その際，手首が露出しないように，袖口とグローブの重なる部分が十分であるようにする．

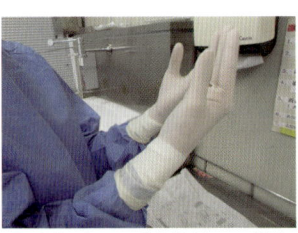

⓬ 滅菌グローブ装着後は，指先を上に向けて，未滅菌の部位に触れないように，注意を払う．

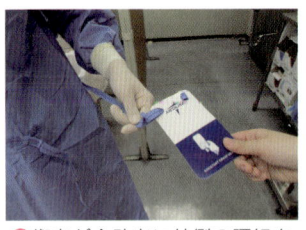

⓭ 術者が介助者に外側の腰紐を渡す．

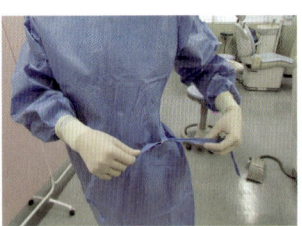

⓮ 術者が腰紐を結ぶ．

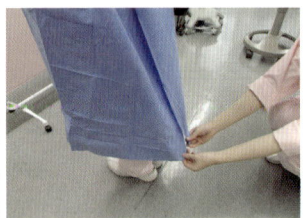

⓯ 最後に，裾を下に引き，整える．

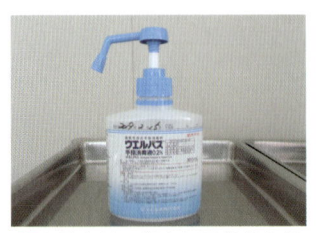

⓰ 介助者は，術者に手術着を着用させたり，器材を準備する際は，速乾性の手指消毒剤を用いて，清潔を保つよう配慮する．

歯周外科処置の準備

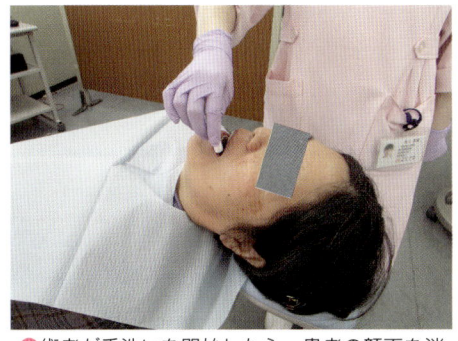

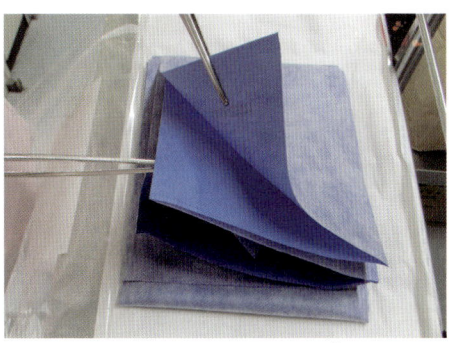

❶術者が手洗いを開始したら,患者の顔面を消毒し,口唇・口角にワセリンを塗る.

❷滅菌パックから,せっしでドレープを取り出す.

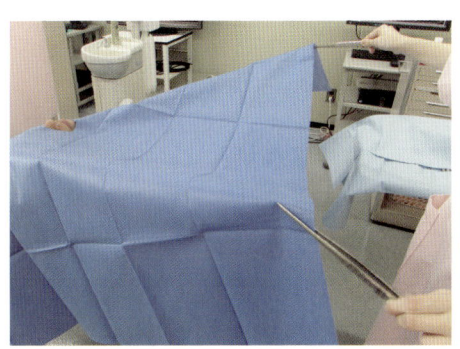

❸穴あきドレープを広げ,患者の顔にかける.

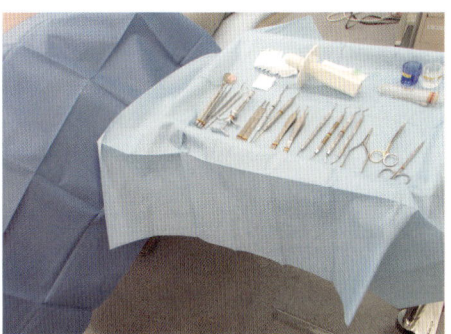

❹続いて,歯周外科器具セットを準備する.

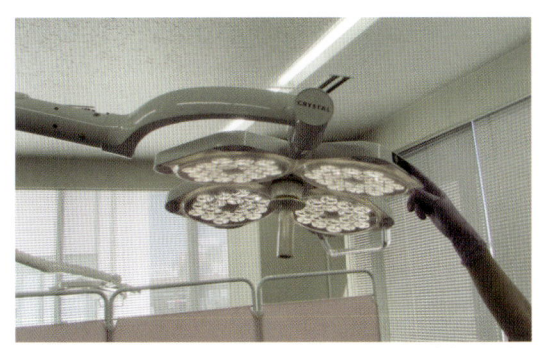

❺最後に,無影灯の電源を入れて,患者の口腔内を照らす.

歯周外科処置に使用する器具と薬剤

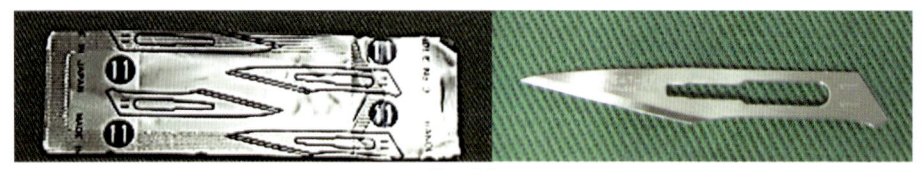

No. 11

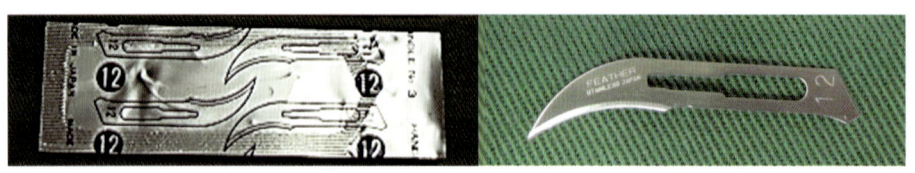

No. 12

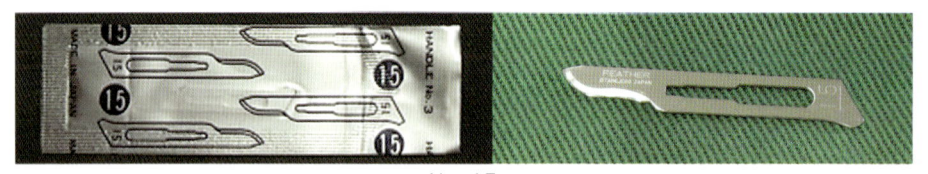

No. 15

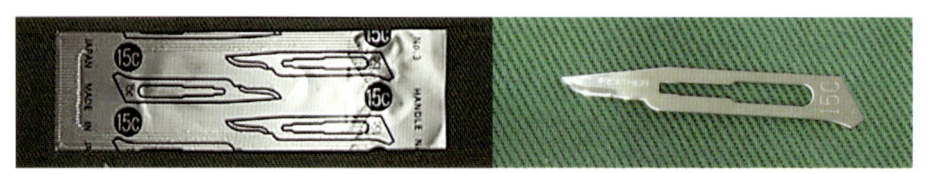

No. 15c
保存科にある替刃メス

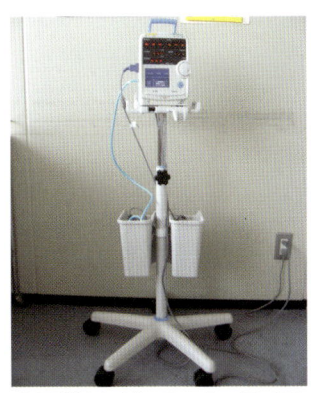

必要があれば，モニター下で手術を行う．

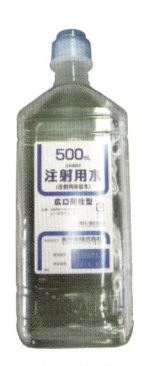

手術室で患者に提供する蒸留水

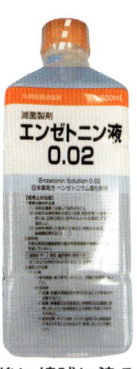

術中，術後に綿球に染み込ませて消毒に使用するエンゼトニン液

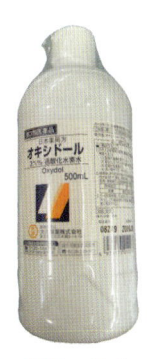

術中，術後に綿球に染み込ませて消毒に使用するオキシドール

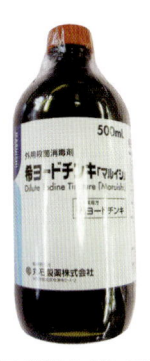

創面の消毒などに用いるヨードチンキ

フラップ手術（歯肉剥離掻爬術）

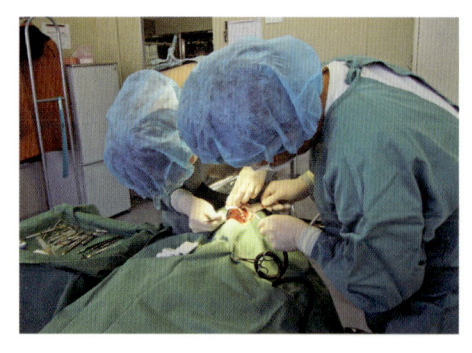

フラップ手術を行っている様子
通常の診療と同様に，介助者は術者の左側に位置する．

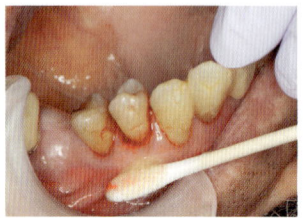

❶バイタルサインの確認後，手術部位に表面麻酔を行う．

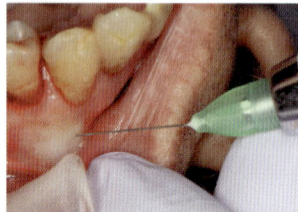

❷続けて，浸潤麻酔を行う．

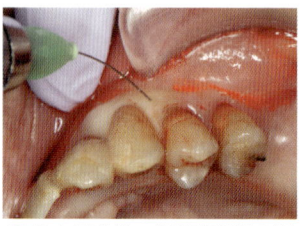

❸根尖相当部，歯間乳頭部の順に，神経の中枢から末梢に向かって，ゆっくりと麻酔を行い，奏効させる範囲を広げていく．

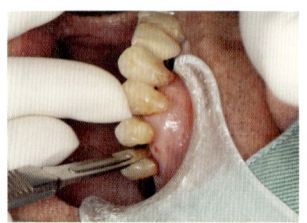

❹麻酔が効いているか確認したあと，遠心から近心に向かって内斜切開を行う．

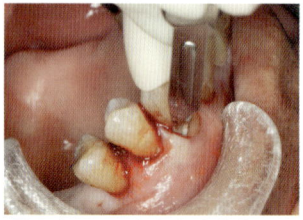

❺現在は，最初から歯肉溝切開を行うことが多い．

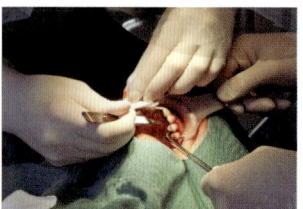

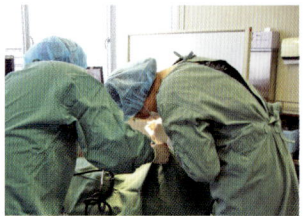

❻介助者は，術者の邪魔にならないように，血液，唾液などを吸引する．

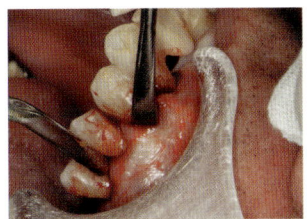

❼切開終了後，近心から遠心に向かってフラップ弁の剝離を行う．

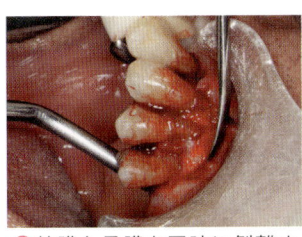

❽粘膜と骨膜を同時に剝離する．粘膜骨膜弁（全層弁）を形成し，歯槽骨を露出させる．

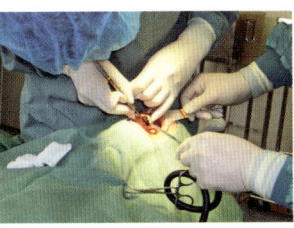

❾介助者は，剝離，搔爬のあいだも，吸引やガーゼによる器具の清掃を行う．

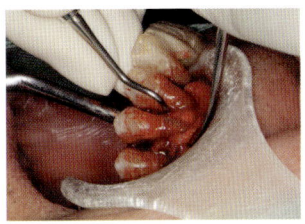

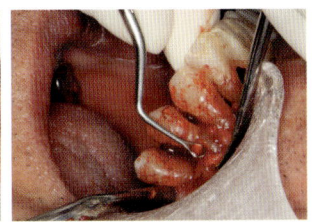

❿剝離後，鎌型スケーラーやボーンキュレットで肉芽組織を搔爬する．

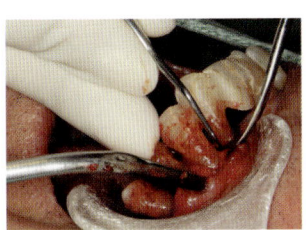

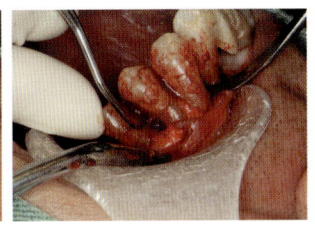

⓫グレーシースケーラーでルートプレーニングを行い，根面のデブライドメントをはかる．

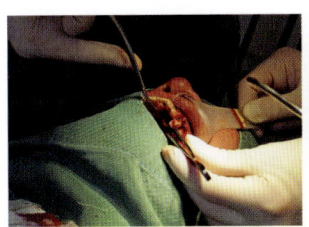

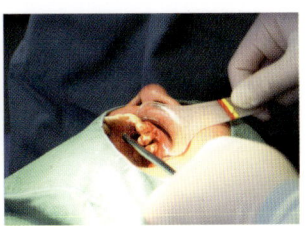

⓬介助者は，口蓋側や舌側のフラップ弁の把持や吸引を行う．

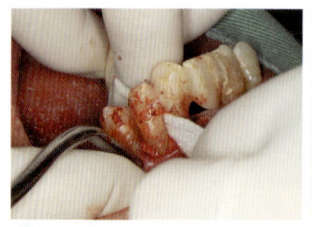

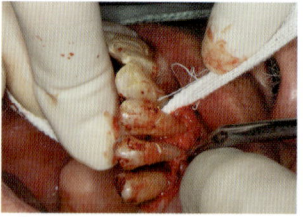

⓭必要があれば，ガーゼストリップスを用いて，根面や骨面を拭う． ⓮歯肉バサミを用いて，歯肉整形を行うこともある．

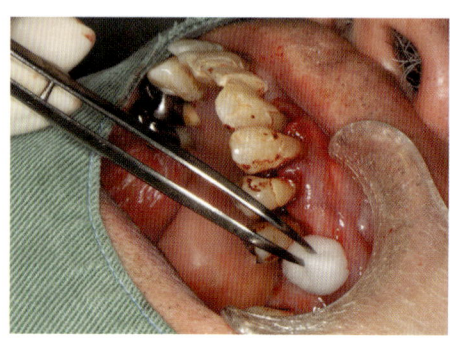

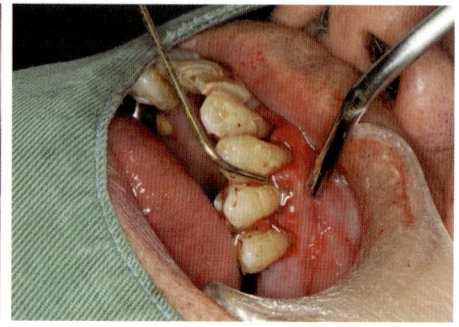

⓯術中は，適宜，消毒と生理食塩水による洗浄を行う．

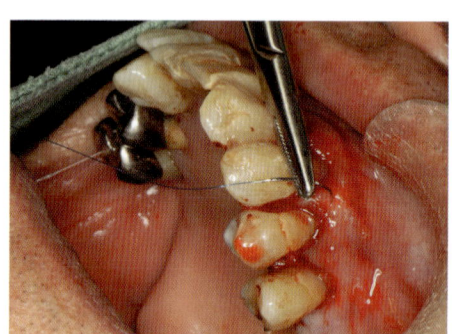

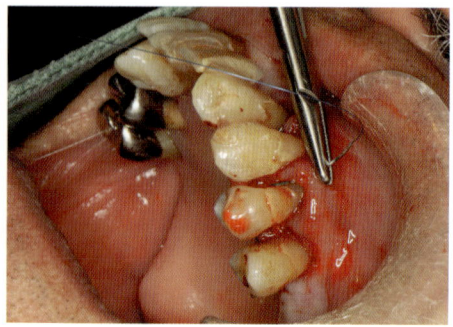

⓰洗浄後，頬側から針付き縫合糸を通して，縫合する．

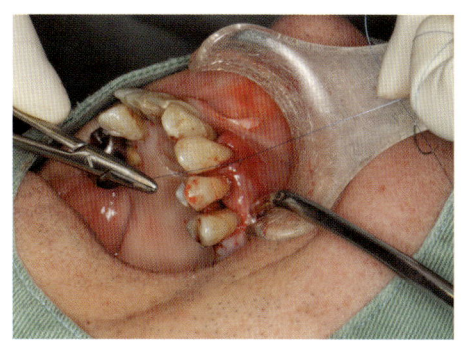

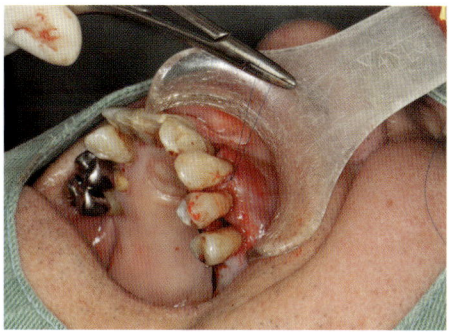

⓱外科結び（器械結び）で結び目をつくり，フラップ弁を寄せていく．

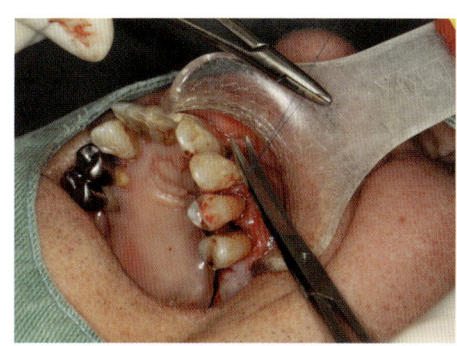

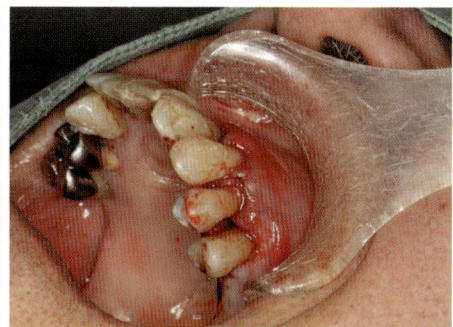

⓲結び目のあまった糸は，抜糸バサミで切断する．

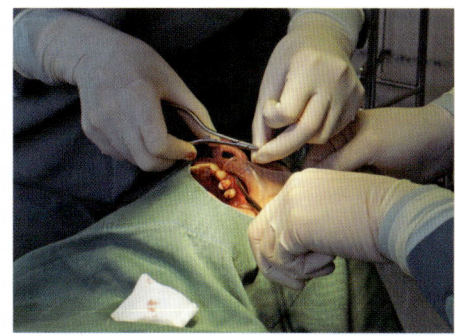

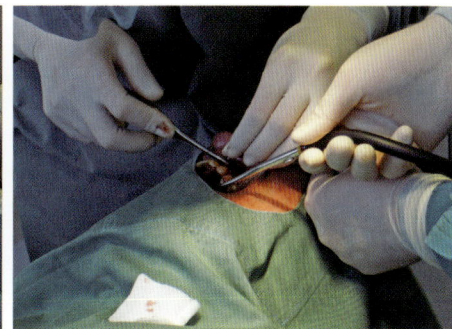

⓳介助者は，縫合中も，吸引や器具の受け渡しなどを行う．

針付き縫合糸の種類と取り出し方

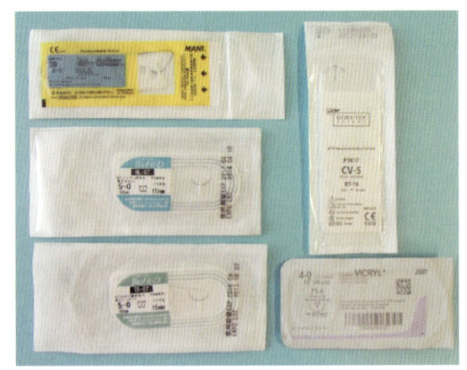

保存科にある針付き縫合糸

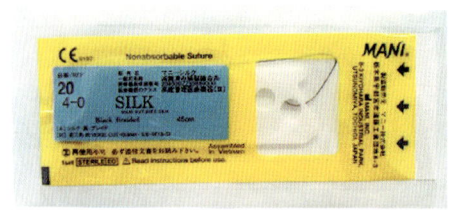

絹（シルク）の針付き縫合糸

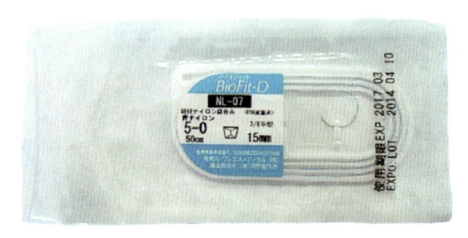

ポリアミド（ナイロン）の針付き縫合糸

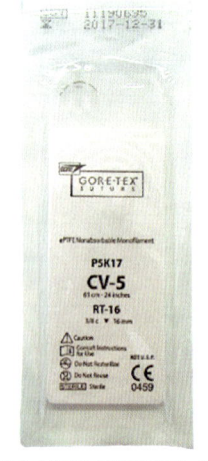

ポリテトラフルオロエチレン製の
ゴアテックススーチャー

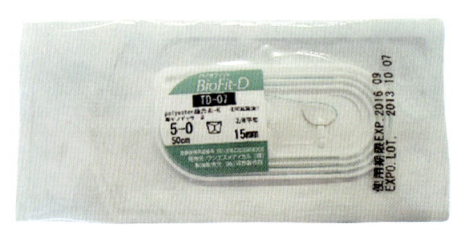

ポリエステルの針付き縫合糸（テフデッサーⅡ）

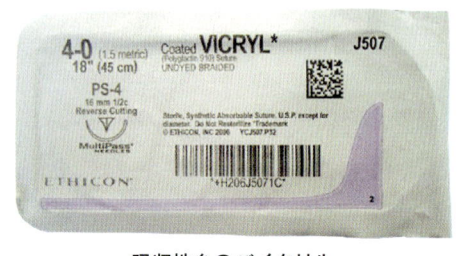

吸収性糸のバイクリル

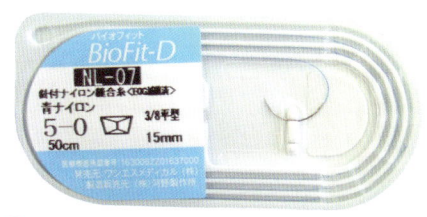

❶針付き縫合糸の袋を開けて，中身を取り出す．

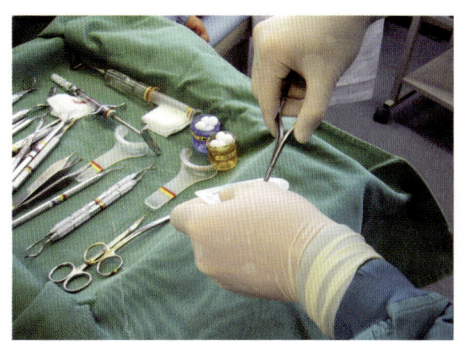

❷持針器で針の真ん中付近を持ち，針付き縫合糸を出す．

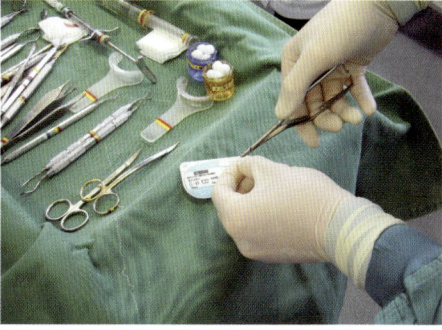

❸針付き縫合糸をすべて出したら，正しい位置で針を持ち替える．

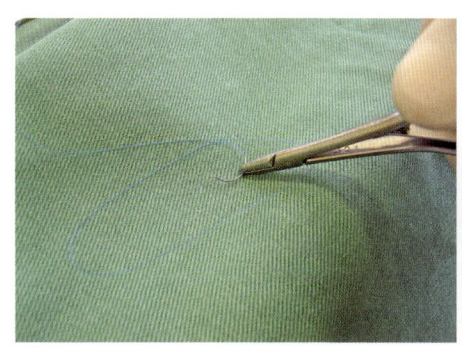

❹持針器で把持する位置の目安
糸と針の接合部や，針の先端を把持するのは避ける．

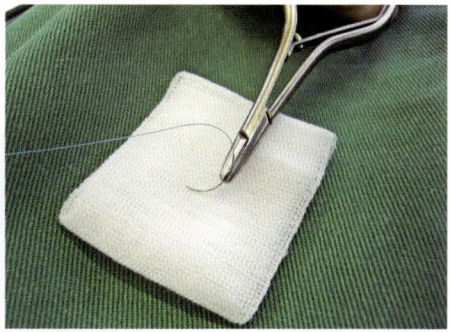

❺使用後の針は，紛失や片づけの際の事故などを避けるため，目につきやすいようにガーゼの上などに置いておく．

生理食塩水

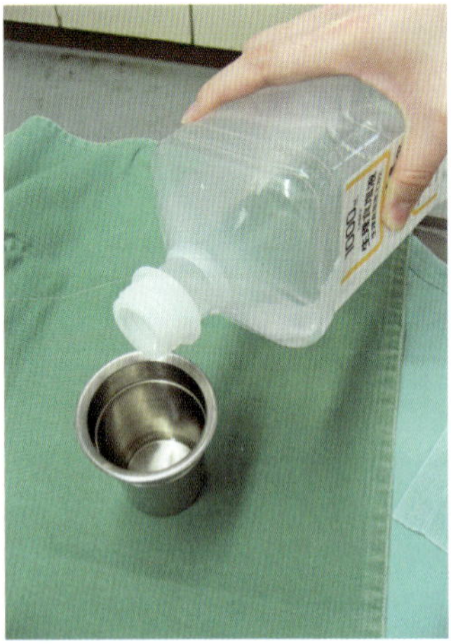

❶滅菌されたコップの縁に触れないように，生理食塩水を注ぐ．

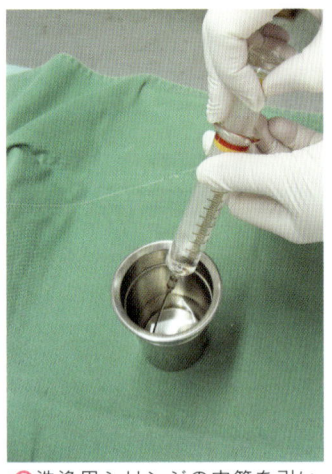

❷洗浄用シリンジの内筒を引いて，生理食塩水を吸い上げる．

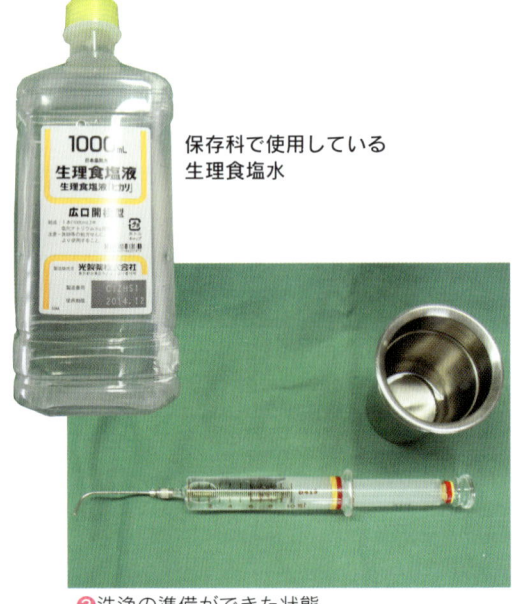

保存科で使用している
生理食塩水

❸洗浄の準備ができた状態
洗浄用シリンジの生理食塩水がなくなったら，同様に中身を補充する．

外科用器具の追加

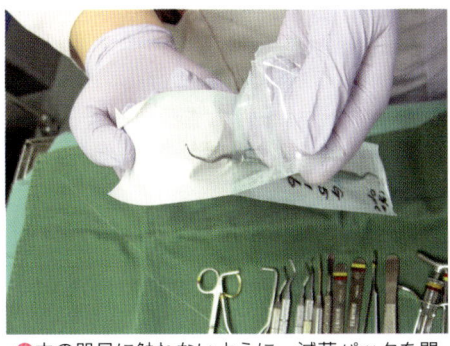

❶中の器具に触れないように，滅菌パックを開ける．

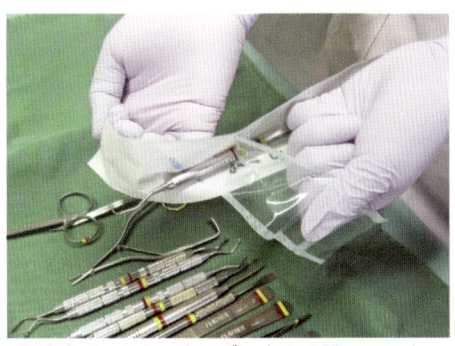

❷滅菌パックを，少しずつ大きく開いていく．

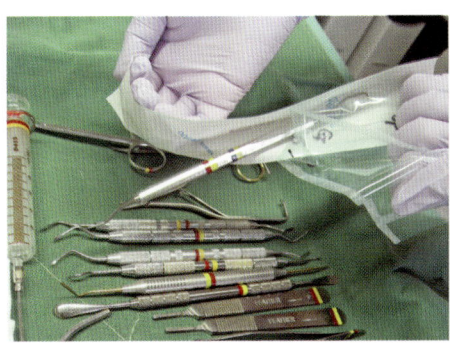

❸滅菌パックの中から，器具をすべらせるように出す．

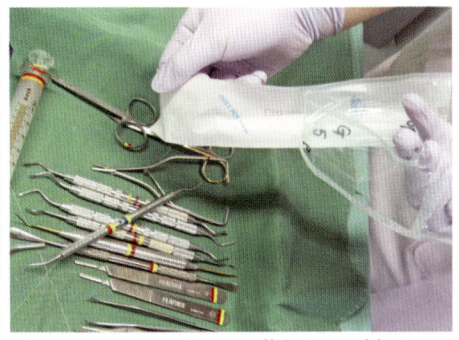

❹そのまま器具をやさしく落として，追加する．

歯周パック

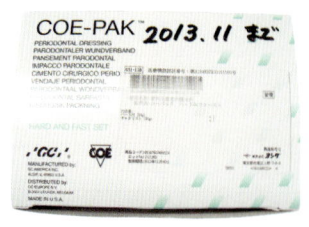

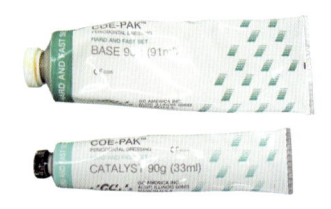

保存科の歯周パック
（コーパック）

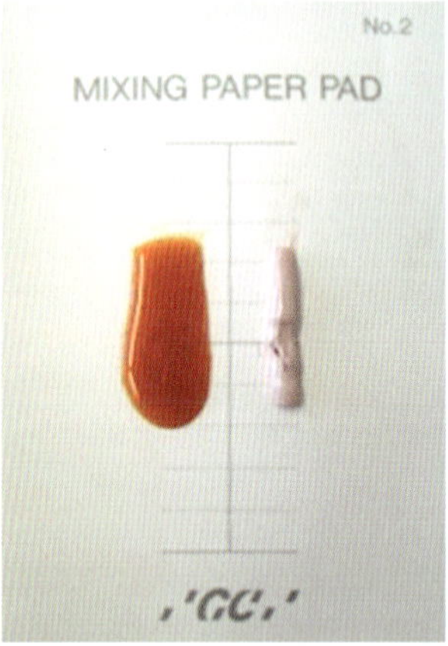

❶ベースとキャタリストを，等量長分，チューブから練板に出す．

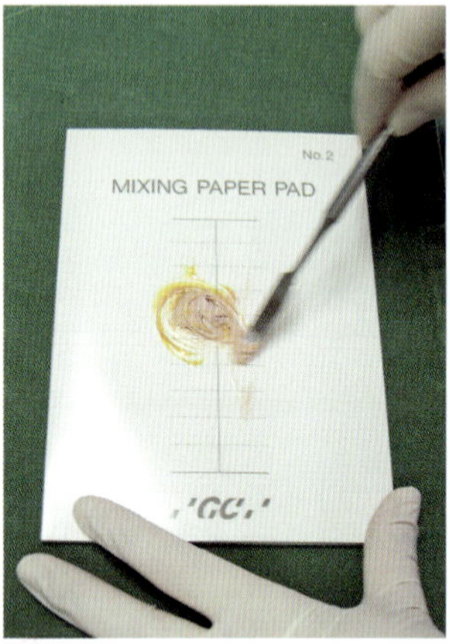

❷ベースとキャタリストが均一の色調になるまで練和する．

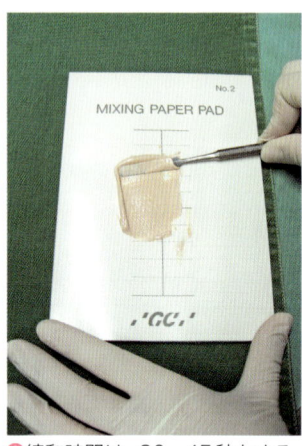

❸練和時間は，30〜45秒とする．

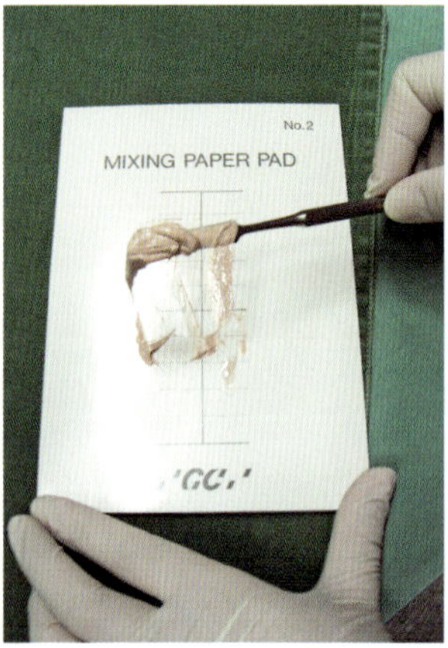

❹練和が終わったら，歯周パックをまとめる．

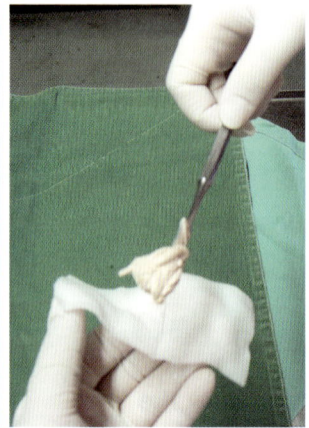

❺濡らしたガーゼで，練った歯周パックを受け取る．

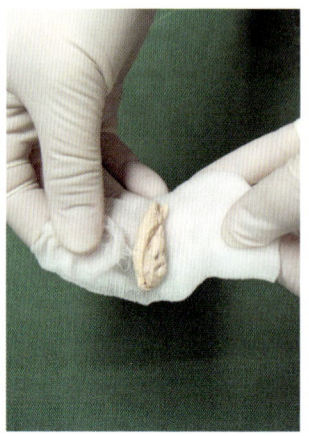

❻水で湿らせながら円柱状に成形し，粘着性を確認して指につかないようになったら使用する．

歯周外科処置後の片付け

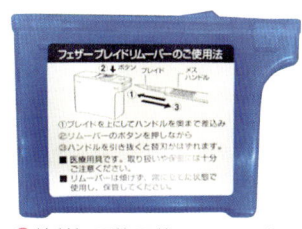

❶外科処置終了後，メス刃は，専用のリムーバーを使用してはずす．

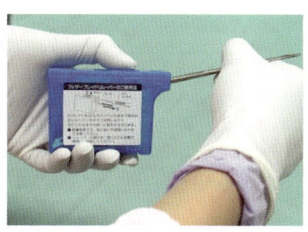

❷挿入口に刃先を入れ，ボタンを押しながらホルダーを抜く．

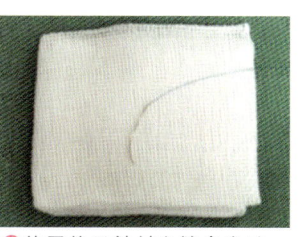

❸使用後の針付き縫合糸は，ガーゼの上に置いておくと片づける際にわかりやすく，危険が少ない．また，使用した針やメス刃の本数も必ず確認し，廃棄する．

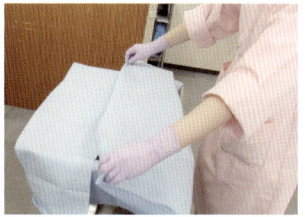

❹まず，外科器具セット一式を片づける．

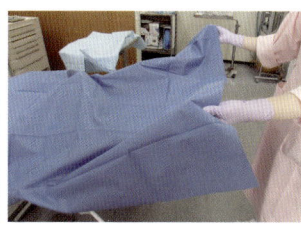

❺その後，穴あきドレープをはずす．

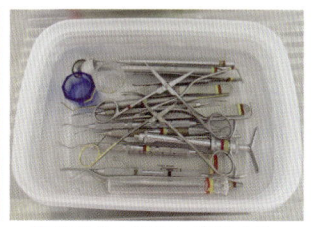

❻使用後の器具を消毒する．

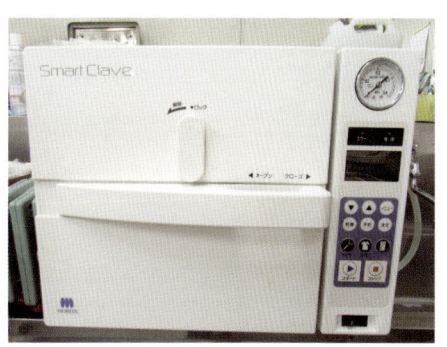

❼器具を洗浄，水洗，乾燥後，オートクレーブやガスで滅菌する．

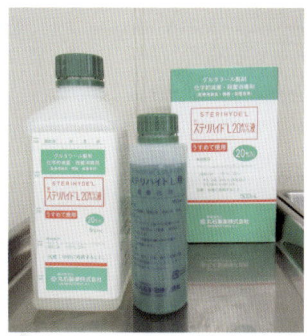

※感染症患者に対して使用した器具の洗浄にはグルタラール製剤を用いる．

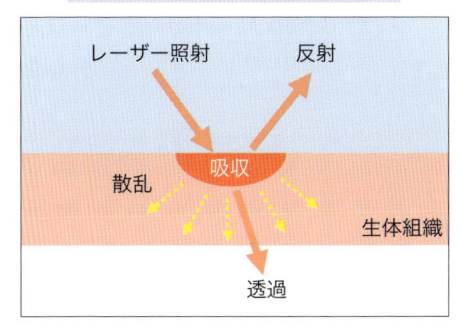

歯科のレーザー治療について

レーザーの性質

レーザーとは

レーザーは，光の誘導放出という原理で人工的につくり出される光である．
LASER という用語は，Light Amplification by Stimulated Emission of Radiation
（放射の誘導放出による光の増幅）
の頭文字を合わせたものである．

レーザー光の特徴

① 単一波長である．
② 位相が揃っている．
③ 指向性が高い．
④ エネルギー密度が高い．
⑤ 干渉作用がある．

レーザー光の生体組織への効果

レーザーを生体組織に照射すると，そのレーザーの波長に依存して以下の4つの反応が起こる．

① 反射
② 吸収
③ 透過
④ 散乱

レーザー光の生体組織への効果

レーザーの種類とその特性

レーザーの種類と分類

おもな歯科用レーザーの波長

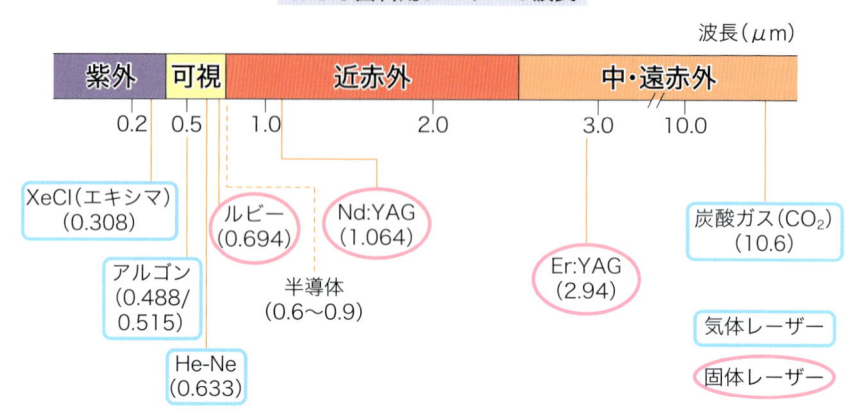

波長（μm）

紫外	可視	近赤外	中・遠赤外

0.2　0.5　1.0　　2.0　　3.0　10.0

- XeCl（エキシマ）(0.308)
- アルゴン (0.488/0.515)
- He-Ne (0.633)
- ルビー (0.694)
- Nd:YAG (1.064)
- 半導体 (0.6〜0.9)
- Er:YAG (2.94)
- 炭酸ガス（CO₂）(10.6)
- 気体レーザー
- 固体レーザー

　レーザーの波長による生体反応の違いから，現在使用されている歯科用レーザーは，およそ2つに大別される．すなわち，組織の表層でエネルギーの大部分が吸収され内部に透過しない**表面吸収性レーザー**と，組織を透過し途中で吸収されながらも深部にまでエネルギーが到達する**組織透過性レーザー**である．

表面吸収性レーザー	炭酸ガス（CO₂）レーザー，Er：YAG レーザー
組織透過性レーザー	Nd：YAG レーザー，半導体レーザー

　発振媒体により，気体，固体，半導体レーザーなどに分類される．また，出力により，低出力（ソフト）と高出力（ハード）レーザーとに分類される．

各種レーザーとその特性

■炭酸ガス（CO₂）レーザー

波長10.6μmの連続波，あるいはパルス波として使用されている．軟組織を容易に蒸散することができ，止血作用に優れている．リン酸基に対しても吸収特性があり，歯面への照射により歯質改善効果も期待できる．現在，わが国の歯科用レーザーとして最も普及している．

炭酸ガス（CO₂）レーザー装置

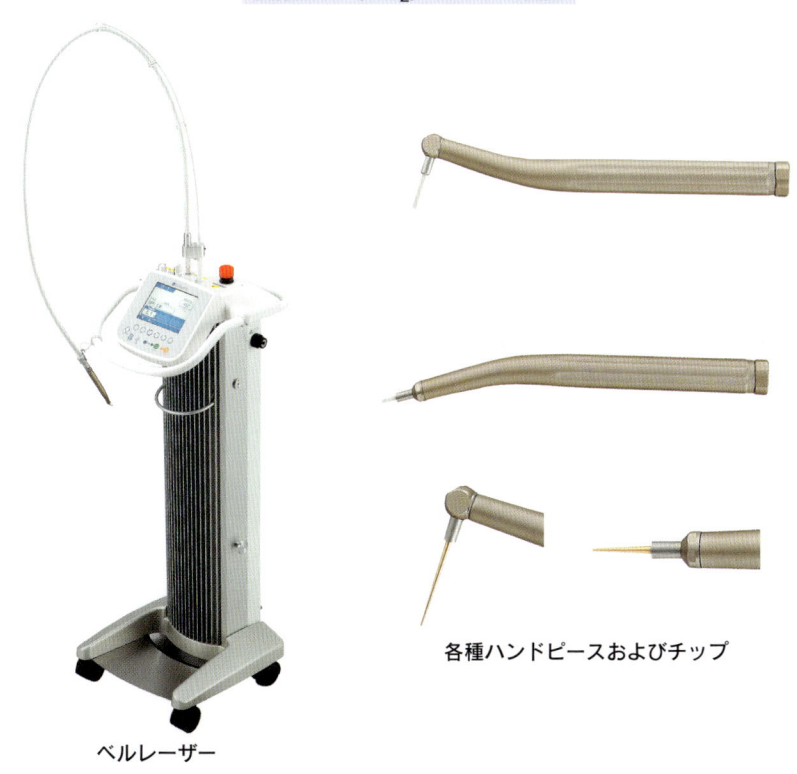

ベルレーザー

各種ハンドピースおよびチップ

（写真提供：タカラベルモント）

チェックポイント こんなとき，CO₂レーザーを使用
- 軟組織における蒸散，切開，切除，凝固
- 歯周ポケット内のデブライドメント
- 抜歯窩の凝固
- 歯質強化
- 口内炎の治療

■ Er：YAG レーザー（エルビウム ヤグ レーザー）

波長 2.94 μm のパルス波として使用されている．水への高い吸収特性により，軟組織・硬組織両者の蒸散能力に優れている（保険治療において，う蝕歯無痛的窩洞形成，手術時歯根面レーザー応用が認められている）．

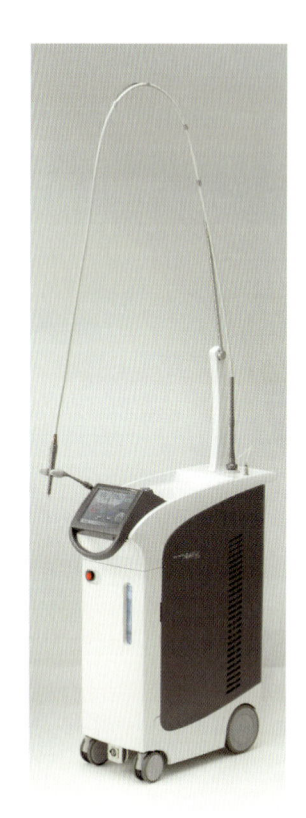

Er：YAG レーザー装置

C600F

PS600TS

CF600

アーウィン・アドベール・エボ

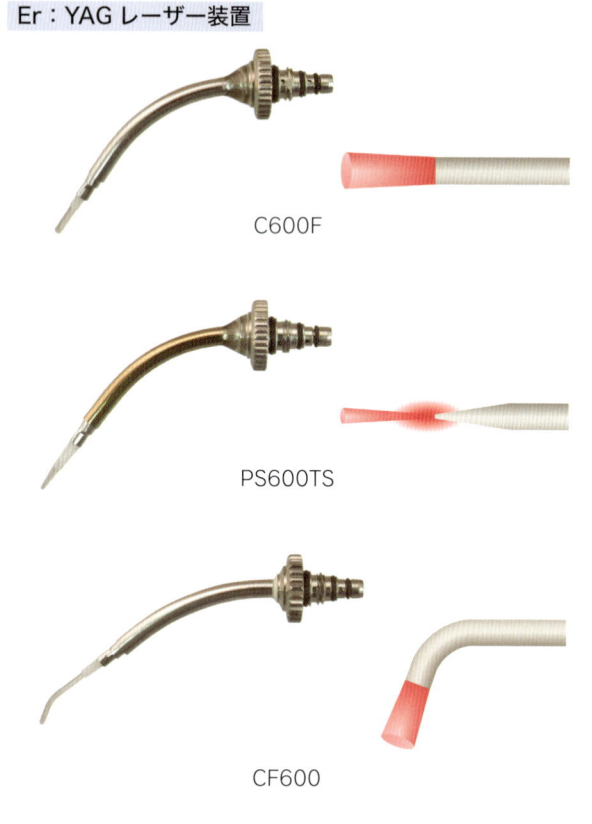

各種コンタクトチップと照射方向の模式図
21 種類ある多彩なチップ：硬組織から軟組織まで幅広い治療に対応可能

（写真提供：モリタ）

チェックポイント　こんなとき，Er：YAG レーザーを使用

- 軟組織における蒸散，切開，切除，凝固
- 歯周ポケット内のデブライドメント
- 窩洞形成（う蝕除去）
- 歯肉縁下歯石の除去
- 骨整形，骨切除
- 根管内の殺菌，消毒
- 根尖部掻爬，歯根端切除
- 口内炎の治療
- インプラント周囲炎の治療

Er：YAG レーザー装置つづき

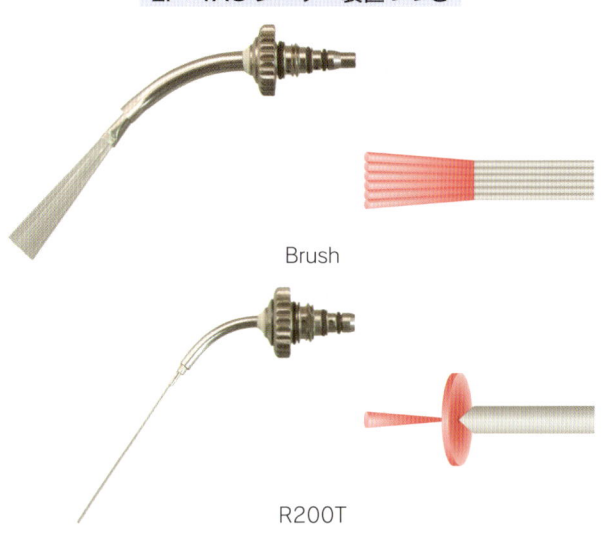

Brush

R200T

Er：YAG レーザーを併用したエムドゲイン（EMD）再生療法[1]

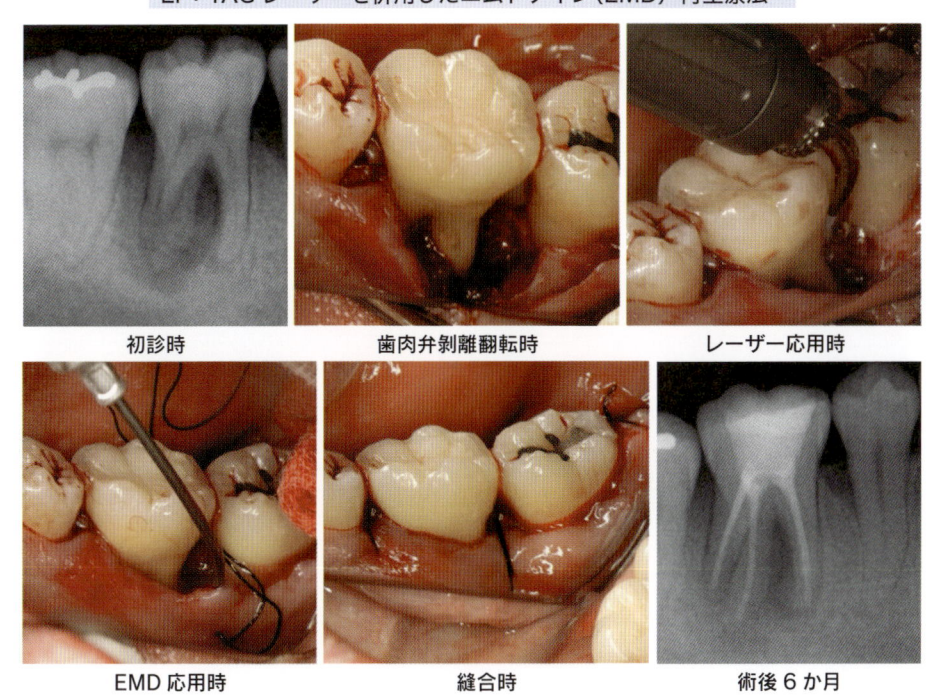

| 初診時 | 歯肉弁剥離翻転時 | レーザー応用時 |
| EMD 応用時 | 縫合時 | 術後 6 か月 |

■ Nd：YAG レーザー（ネオジウム ヤグ レーザー）

波長 1.064μm のパルス波として使用されている．水に対する吸収特性は低く，組織透過性がある．軟組織の蒸散，止血作用に優れている．黒色色素によく吸収される色素選択性を有する．さらに，補綴領域では金属の溶接に役立っている．

Nd：YAG レーザー装置

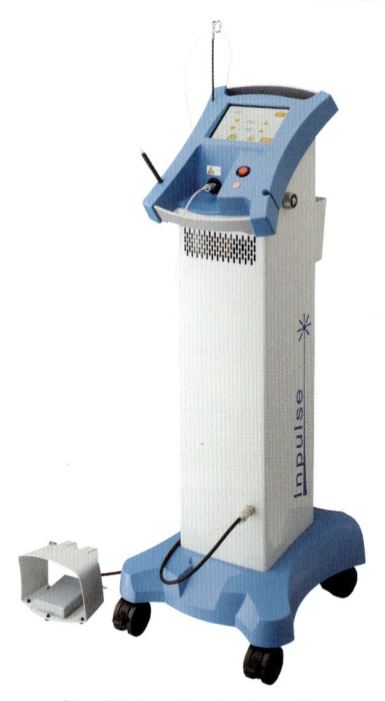

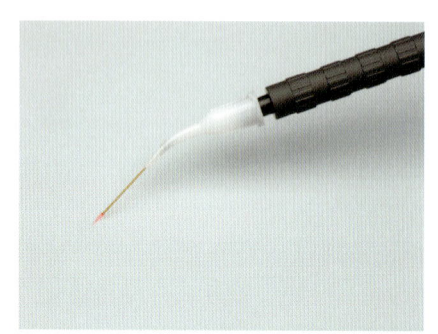

インパルス・デンタルレーザー
（写真提供：インサイシブジャパン）

スポットファイバー，カニューラおよびハンドピース

チェックポイント こんなとき，Nd：YAG レーザーを使用
- 軟組織における蒸散，切開，切除，凝固
- 歯周ポケット内のデブライドメント
- 根管内の殺菌，消毒
- 疼痛緩和
- 治癒促進
- 口内炎の治療

■半導体レーザー

　おもな波長は，Ga-Al-As 半導体の 810 nm であり，連続波またはパルス波として使用されている．水に対する吸収特性は Nd：YAG レーザー以上に低く，組織透過性がある．作用は，Nd：YAG レーザーとほぼ同様である．

　近年，半導体レーザー（波長 670 nm や 805 nm）と，光感受性物質を併用した光線力学療法 Photodynamic Therapy（PDT）が歯周治療に応用され，その効果が報告されている[2,3]．

　う蝕検査に使用されるダイアグノデント，ダイアグノデント ペンは，いずれもレーザー蛍光強度測定診断器であり，波長 655 nm の半導体レーザーを歯質に照射し，その歯質から反射した蛍光の強度を測定して歯質の性状を判断する．

半導体レーザー装置

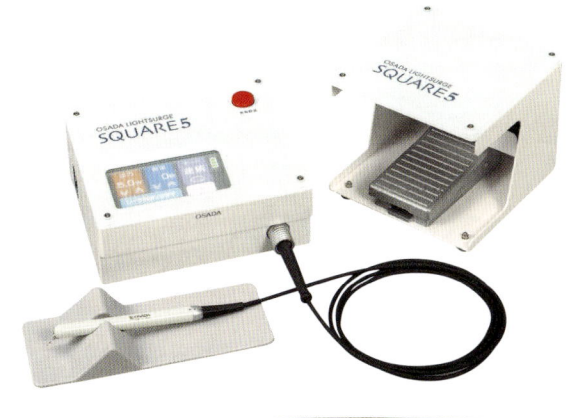

オサダライトサージスクエア 5
（写真提供：長田電機工業）

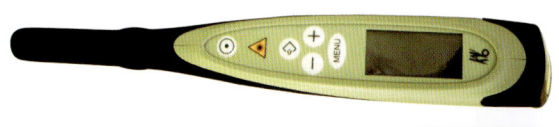

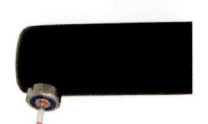

ダイアグノデント ペン（KaVo）
（う蝕検査用プローブ装着時）
ペリオ用プローブを装着することで歯肉縁下の堆積物や根面う蝕の検査も可能

チェックポイント　こんなとき，半導体レーザーを使用
- う蝕や歯肉縁下根面堆積物の検査
- 軟組織における蒸散，切開，切除，凝固
- 歯周ポケット内のデブライドメント
- PDT
- 根管内の殺菌，消毒
- 疼痛緩和
- 治癒促進
- 口内炎の治療

レーザーの安全管理と安全対策

眼の保護

　可視光線から近赤外線領域に相当する波長の光は，網膜にまで到達し障害を及ぼす．これ以外の波長の光は，網膜までは到達しないが，角膜や水晶体などに障害を起こす危険性がある．レーザー使用時には，患者，術者およびアシスタントの全員が，各波長（レーザー）に適した十分な OD 値（optical density：光学濃度）を有する防護ゴーグルを必ず着用しなければならない．OD 値が n の場合，対象となるレーザー光は $1/10^n$ に減弱される[4]．

レーザーによる眼の障害

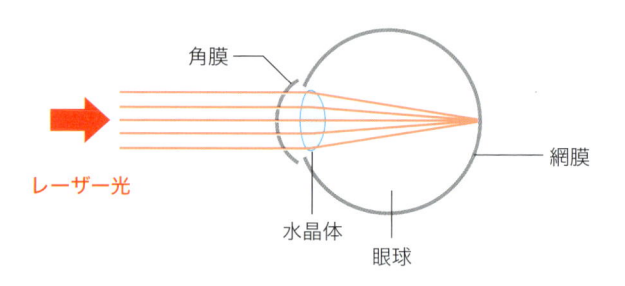

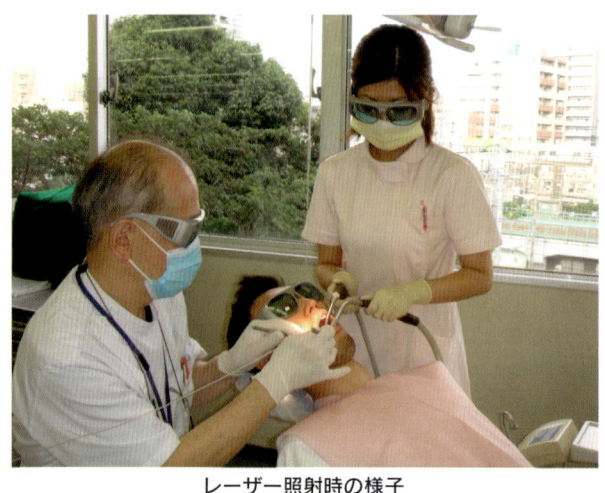

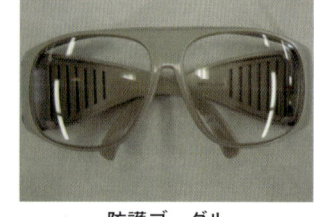

防護ゴーグル

レーザー照射時の様子
患者，術者およびアシスタントの全員が防護ゴーグルを着用

レーザー機器の保守点検

　現在，レーザー機器の保守点検を行うことが義務付けられている．適切な保管場所の設定，レーザーチップの点検，電源・水・エアーなどのコネクターの点検，レーザー防護ゴーグルの点検，専門技術者による定期的な保守点検を行う[4]．

レーザー照射における臨床応用上の安全対策と安全管理[4,5]

- 使用するレーザーに適合する防護ゴーグル着用による目の保護
- 適切な照射条件の選択：出力と繰り返しパルス数，エアーと注水冷却の有無
- 口腔外での試験照射の実行：出力と繰り返しパルス数，注水などの確認
- 適切な照射手技の採用：高出力レーザーの定点照射禁止
  レーザーチップを常に動かす操作の採用（過剰な蒸散や熱侵害の防止）
- 軟組織処置時の歯質の損傷防止：レーザーチップを歯冠・根面に対して垂直方向の照射禁止
- 歯周ポケット内照射における皮下気腫防止：エアーを少なくするかオフ
- レーザー照射時の蒸散物の的確な吸引操作
- フットペダルの確実な操作：不用意な踏み込みによる治療対象部以外への不慮の照射防止
- 金属修復物やデンタルミラーによる反射の影響に対する注意
- レーザー光の進行方向上にある組織への注意と必要に応じた周囲組織の保護
- 装置の安全管理責任者の設置と定期点検

参考文献

1) 小林一行，山口博康，五味一博：歯周治療における高出力レーザーの応用．日本レーザー歯学会誌 24 (3)：127-136, 2013
2) Ge L, Shu R, Li Y, et al：Adjunctive effect of photodynamic therapy to scaling and root planing in the treatment of chronic periodontitis. Photomed Laser Surg 29 (1)：33-37, 2011
3) 大澤数洋，福田光男，三谷章雄 ほか：歯周治療における半導体レーザーと光感受性物質の併用による抗菌光線力学療法 (antimicrobial Photodynamic Therapy) の臨床的効果について．日本レーザー歯学会誌 22 (1)：21-27, 2011
4) 吉田憲司，嶋倉道郎，安孫子宜光 ほか：歯科用レーザーを安全に使用するための指針．日本レーザー歯学会誌 23 (3)：147-150, 2012
5) 青木　章，水谷幸嗣，渡辺　久 ほか：ポジション・ペーパー（学会見解論文）レーザーによる歯石除去．日本歯周病学会会誌 52 (2)：180-190, 2010

本書に記載した器具・材料・薬剤一覧

ページ	器具・材料・薬剤	商品名
2,3,8,12	シェードガイド	ビタパン ルミンバキューム シェードガイド
3	歯肉圧排糸	シュアーコード
2,4,9,13	う蝕検知液	カリエスディテクター
2,5,10,14	接着材	クリアフィル メガボンド クリアフィルトライエスボンド ND クイック
2,5,10,14	光照射器	ブルーフェーズ Style
2,6,11,15	コンポジットレジン　ペーストタイプ	ハーキュライト XRV フィルテック シュープリームウルトラ
6,11,15	フロアブルタイプ	クリアフィル マジェスティ ES フロー MI ローフロー
7 10 14	隔壁　　　　　サービカルフェンス 　　　　　　　透明マトリックス 　　　　　　　リング状リテーナー 　　　　　　　セクショナルマトリックス	カントゥアーマトリックス マトリックステープ コンタクトマトリックスシステム（リテーナーとマトリックスを合わせた製品名）
8 12	歯間分離器　　前歯部用歯間分離器 　　　　　　　前臼歯部用歯間分離器	アイボリーのセパレーター エリオットのセパレーター
11,16	咬合紙	ジーシー アーティキュレイティングペーパー
2,11,16	研磨用ストリップス	エピテックス
7,11,16	ダイヤモンドポリッシャー	コンポマスター
23	電気歯髄診断器	デジテスト バルブテスター
28	電気的根管長測定器	ルート ZX
31	NiTi ロータリーファイル NiTi 用システム	NEX NiTi ファイル X・Smart plus
32	根管洗浄　　　　EDTA 　　　　　　　洗浄用注射器 　　　　　　　次亜塩素酸ナトリウム	スメアクリーン ミニウムシリンジ
34	根管貼薬剤　　フェノール製剤（グアヤコール） 　　　　　　　パラホルムアルデヒド製剤 　　　　　　　ホルムアルデヒド製剤 　　　　　　　水酸化カルシウム製剤	メトコール クレオドン ペリオドン FG（ホルマリングアヤコール） FC（ホルムクレゾール） カルシペックス

35	仮封材	水硬性セメント	キャビトン
		酸化亜鉛ユージノールセメント	ユージダイン
		グラスアイオノマーセメント	フジⅠ
		カルボキシレートセメント	ハイボンド　カルボプラス
38	根管用セメント	粉液タイプ	キャナルス N
		ペーストタイプ	ニシカキャナルシーラー
39	細菌培養検査	液体培地	プラディア「培地」
47	歯垢染め出し剤		メルサージュ PC ペレット
50	麻酔薬	表面麻酔薬	ジンジカインゲル
			ビーゾカイン・歯科用ゼリー 20%
			キシロカインスプレー
51		浸潤麻酔薬	オーラ注歯科用カートリッジ
			歯科用シタネスト-オクタプレシンカートリッジ
51	注射針廃棄容器		ハリストン
60	含嗽剤		ネオステリングリーン
64	手指消毒剤		ウエルパス
67	注射用水		注射用水（注射用蒸留水）
67	外用殺菌消毒剤		エンゼトニン液 0.02
			オキシドール（3w/v％過酸化水素水）
			希ヨードチンキ
72	滅菌済み針付き縫合糸		
		絹糸	マニーシルク 20（弱弯，4-0）
		ポリアミド糸	ナイロン /BioFit-D NL-07（5-0）
		ポリエステル糸	テフデッサーⅡ /BioFit-D TD-07（5-0）
		ePTFE 糸（expanded ポリテトラフルオロエチレン）	ゴアテックススーチャー P5K17（CV-5/4-0 相当）
		合成吸収性糸（ポリグラクチン 910）	バイクリル PS-4（4-0）
74	生理食塩水		生理食塩液ヒカリ
76	歯周パック	歯科用歯周保護材料	コーパックハード＆ファースト
77	廃棄用替刃ケース		フェザーブレイドリムーバースタンダード
77	グルタラール製剤		ステリハイド L 20w/v％液

索 引

あ
アクセサリーポイント ……………………… 37
アクセルソンブラシ ………………………… 46

う
う蝕 …………………………………………… 3
う蝕検知液 ………………………… 2, 4, 9, 13

え
エアータービン ……………………………… 4
鋭匙ピンセット ……………………………… 58
エンゼトニン液 ……………………………… 67
エンドスケール ……………………………… 30

お
オーシャンビン（オッシェンバイン）の
　ボーンチゼル ……………………………… 56
オーラ注 ……………………………………… 51
オキシドール ………………………………… 67

か
替刃メス ……………………………………… 66
カークランドナイフ ………………………… 57
カートリッジ注射器 ………………………… 51
ガッタパーチャポイント …………………… 37
角ブローチ …………………………………… 33
カルボキシレートセメント ………………… 35

き
キシロカインスプレー ……………………… 50

く
くさび …………………………… 7, 12, 14, 17
くさび状欠損 ………………………………… 3
グラスアイオノマーセメント ……………… 35
クランプ ………………………………… 19, 25

クランプフォーセップス …………………… 19, 25
グルタラール製剤 …………………………… 77
グレーフェのピンセット …………………… 55
クレン・カプランのポケットマーカー …… 57

け
ゲイツグリテンドリル ……………………… 28
研磨用ストリップス ………………… 2, 11, 16

こ
咬合紙 …………………………………… 11, 16
コーンのプライヤー ………………………… 57
骨膜剥離子 ……………………………… 55, 59
　　ゴールドマンフォックス ……………… 55
　　ハーシュフェルト ……………………… 55
　　ヤマウラ ………………………………… 59
根管充填用ピンセット ……………………… 37
根管貼薬剤 …………………………………… 34
根管プラガー ………………………………… 37
根管用セメント ……………………………… 38
コントラヘッド ……………………………… 46
コンポジットレジン …………… 2, 6, 11, 15

さ
サービカルフェンス ………………………… 7
酸化亜鉛ユージノールセメント …………… 35

し
次亜塩素酸ナトリウム ……………………… 32
シーラー ……………………………………… 38
シェードガイド ………………… 2, 3, 8, 12
歯間分離器 ……………………………… 8, 12
色調選択 ……………………………………… 3
歯垢染め出し剤 ……………………………… 47
歯周パック …………………………………… 76
歯周プローブ …………………………… 45, 54

持針器	55, 58
カストロビージョ	58
ヘガール	58
ボイントン	55
ラッシャル	58
シタネスト-オクタプレシン	51
シックルスケーラー	45, 55
自動血圧計	60
歯肉圧排糸	3
歯肉排除	3
歯肉剥離掻爬術	68
歯肉バサミ	55
シュガーマンファイル	56
手術用顕微鏡	22
手用スケーラー	44
オリジナル	44
ミニファイブ	44
蒸留水	67
ジンジカインゲル	50
浸潤麻酔	51
シンテッテ	45

す

水硬性セメント	35
スプーンエキスカベータ	4
スプレッダー	37

せ

生体情報モニタ	60
生理食塩水	74
セクショナルマトリックス	14
接着材	2, 5, 10, 14
セパレーター	8, 12
セルフエッチングシステム	5
洗浄用シリンジ	55

た

ダイヤモンドポイント	4, 7, 9, 11, 13, 16
ダイヤモンドポリッシャー	7, 11, 16
ダイレクトボンディング	52
炭酸ガス（CO_2）レーザー	81

ち

チゼル	56
注射筒	54
超音波スケーラー	44
超音波スケーラーチップ	44, 48

て

ティッシュプライヤー	55, 59
無鉤	59
有鉤	59
デジタル自動血圧計	60
天蓋除去	27
電気歯髄診断器	23
電気的根管長測定器	28, 29
電気的歯髄診断	3
デンタルフロス	25
デンタルミラー	54
テンプレート	19, 25

と

トッフルマイヤー型マトリックスリテーナー	14, 17

ぬねの

布鉗子	54
ネオステリングリーン	60
ノバテックプローブ	45

は

培地	39
バックナイフ	59
抜糸バサミ	55
針付き縫合糸	72
半導体レーザー	85

ひ

ピーソーリーマー	28
ビーゾカイン・ゼリー	50
光照射器	2, 5, 10, 14
表面麻酔剤	50
ピンセット	54

ふ

ファーケーションプローブ	45
ファイル	30
ファイルスケーラー	58
近遠心用	58
分岐部用	58
プライマー	2, 5, 10, 14
プラスチックスケーラー	44
フラップ手術	68
プラディア	39
ブローチホルダー	33
ブローチ綿栓	33

へ

ペリオナイフ	57, 59

ほ

ボーンキュレット	55
ボーンチゼル	56
ポケットマーカー	57
ボンド	2, 5, 10, 14

ま

マイクロスコープ	22
マイクロモーター	4

み

ミニウムシリンジ	32
ミニファイブ	44

め

メインポイント	37
メスホルダー	54
メタルバンド	14, 18

や

ヤングのフレーム	19, 25

ゆ

有鉤探針	27
有鉤ピンセット	59
ユニバーサルスケーラー	45

よ

ヨードチンキ	67

ら

ラウンドバー	4, 56
ラバーカップ	46
ラバーダムシート	19, 25
ラバーダムパンチ	19, 25
ラバーダム防湿	19, 25, 26
ラバーチップ	46

り

リーマー	30
両面ミラー	54
リング状リテーナー	14

れ

レジン充填器	3

ろ

ロードスのチゼル	56
ロビンソンブラシ	46

＊

EDTA	32
Er：YAG レーザー	82
H-ファイル	30
K-ファイル	30
LASER	79
L 字鉤	58
NaOCl	32
Nd：YAG レーザー	84
NiTi 用システム	31
NiTi ロータリーファイル	31
PMTC	46

歯科衛生士のための
保存科アシストハンドブック

2014 年 12 月 1 日	第 1 版第 1 刷発行
2016 年 4 月 1 日	第 1 版第 2 刷発行
2019 年 9 月 1 日	第 1 版第 3 刷発行
2023 年 3 月 1 日	第 1 版第 4 刷発行

著　者　渡辺　孝章
　　　　小林　一行
　　　　長野　孝俊
　　　　山崎　泰志
　　　　山本　雄嗣

発行者　百瀬　卓雄
発行所　株式会社 学建書院
〒112-0004　東京都文京区後楽 1-1-15-3F
TEL（03）3816-3888
FAX（03）3814-6679
http://www.gakkenshoin.co.jp

印刷製本　三報社印刷㈱

ⒸTakaaki Watanabe et al, 2014［検印廃止］

JCOPY〈㈳出版者著作権管理機構 委託出版物〉
本書の無断複写は著作権法上での例外を除き禁じられています．複写される場合は，そのつど事前に，㈳出版者著作権管理機構（電話 03-5244-5088，FAX 03-5244-5089）の許諾を得てください．

ISBN978-4-7624-0693-5

歯科衛生士のための
補綴科アシストハンドブック

第2版

鶴見大学名誉教授 **宮田孝義** 　鶴見大学歯学部 **三浦英司**

A5判/カラー/76頁/定価（本体1,500円＋税）/ ISBN978-4-7624-1665-1

- 補綴臨床の術式を，歯科衛生士の視点で解説．カラーで見やすく，コンパクトで便利．
- 歯科衛生士を目指す学生に！新人歯科衛生士の教育に！実践テクニックの見直しに！

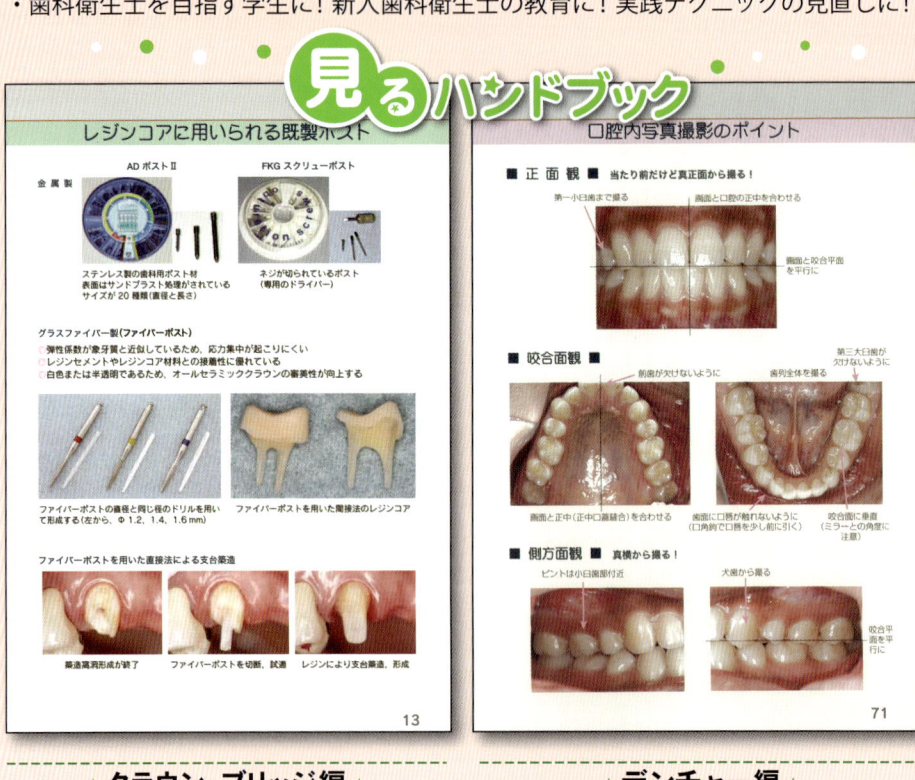

見るハンドブック

☆ クラウン・ブリッジ編

- ☆ 歯冠修復治療の流れ
- ☆ 歯髄診断器
- ☆ 浸潤麻酔
- ☆ 電動注射器
- ☆ ミニタービン，ショートシャンクバー
- ☆ ロングシャンクバー
- ☆ 口腔内バキューム
- ☆ 築造窩洞形成
- ☆ 咬合採得
- ☆ 仮封材
- ☆ 築造体の合着
- ☆ 間接法レジンコア
- ☆ レジンコア材料
- ☆ レジンコアに用いられる既製ポスト
- ☆ メタルコア
- ☆ プロビジョナルレストレーション
- ☆ 仮着材
- ☆ 圧排糸
- ☆ 止血剤
- ☆ 印象材
- ☆ オートミキサーとカートリッジタイプの連合印象
- ☆ ゼロシールとインジェクションを用いた連合印象
- ☆ 各個トレー（個歯トレーと個人トレー）を用いた連合印象
- ☆ パテタイプを用いた連合印象
- ☆ 寒天アルジネート連合印象　他

☆ デンチャー編

- ☆ 部分床義歯患者の診療過程
- ☆ 概形印象採得
- ☆ アルジネート印象材の練和
- ☆ アルジネート印象（下顎）
- ☆ アルジネート印象（上顎）
- ☆ 石膏の注入
- ☆ 全部床義歯のモデリングコンパウンドによる概形印象
- ☆ レストシート，ガイドプレーンの形成
- ☆ 義歯の印象/筋形成
- ☆ 縮重合型印象材の練和と咬合採得
- ☆ フェイスボウ（顔弓）による記録
- ☆ ゴシックアーチ描記
- ☆ 前歯部人工歯の選択
- ☆ 仮床（蝋義歯）試適
- ☆ メタルフレームの試適
- ☆ 義歯の装着
- ☆ 義歯の切削
- ☆ 適合試験
- ☆ 義歯装着時の指導
- ☆ 義歯修理
- ☆ ティッシュコンディショナー（粘膜調整材）
- ☆ 直接リライン
- ☆ アタッチメント
- ☆ ノンメタルクラスプデンチャー
- ☆ インプラント
- ☆ 口腔内写真撮影